Noël 2017 -

CHOUCHOUTEZ VOTRE FOIE

NOTE AU LECTEUR

La naturopathie est reconnue par l'Organisation mondiale de la santé (OMS) comme une médecine traditionnelle, au même titre que l'ayurvéda et la médecine traditionnelle chinoise. C'est avant tout une médecine préventive. Son objectif est donc de **préserver notre capital santé et même de l'optimiser** en décelant nos forces et faiblesses organiques individuelles et en renforçant notre terrain et notre vitalité.

Dans cet ouvrage, mon objectif n'est donc pas de traiter un symptôme ou une pathologie, ce qui est le propre de la médecine allopathique ou médecine conventionnelle. **Le naturopathe ne s'occupe pas de la maladie mais bien de la santé et des moyens naturels de la conserver.** Il s'intéresse au terrain de l'individu et à la cause de ses éventuels dysfonctionnements, dans l'objectif de redonner au corps tout son potentiel vital.

Ne considérez donc surtout pas ce livre comme un livre de recettes magiques pour soigner une maladie ou pour s'auto-médicamenter mais bien comme un outil pour mieux connaitre votre foie, son fonctionnement, son rôle et surtout les comportements à adopter afin d'optimiser son fonctionnement et ainsi votre état de santé global.

Ces conseils ne remplacent pas non plus une consultation avec votre naturopathe qui vous permettra d'adapter le programme d'hygiène de vie à votre propre terrain. Nous sommes des individus, donc des êtres uniques à qui doit être apportée une réponse personnalisée.

Bonne lecture !

Dépôt légal : février 2017
ISBN : 978-2-8153-0916-5
N° d'éditeur : 46340 (R17031)

www.rustica.fr

Aurélie FLESCHEN-PORTUESE

CHOUCHOUTEZ VOTRE FOIE

Enfin tous les conseils pratiques au quotidien

pour protéger son foie et retrouver sa vitalité !

Rustica éditions

SOMMAIRE

PRÉFACE

La médecine moderne prend en charge les maladies avec les moyens que lui offre la science ; si dans un premier temps elle les éradique, elle ne restitue pas pour autant la santé, car souvent les maladies récidivent ou réapparaissent sous des formes différentes. La santé ne dépend pas d'un acte thérapeutique, mais d'un comportement individuel face à sa propre physiologie.

Il nous faut appréhender notre fonctionnement physiologique avec «l'esprit santé» et cesser de l'interpréter avec «l'esprit maladie». Si cette dernière approche est nécessaire à l'allopathie pour traiter les maladies, elle reste inopérante pour mettre en place un programme de santé. N'oublions pas que seule la santé s'oppose réellement à la maladie. Cette dernière témoigne, à un moment donné, d'un dysfonctionnement de notre physiologie ; traiter avec succès cette «parenthèse pathologique» ne doit pas nous empêcher de nous interroger sur notre comportement qui doit être en adéquation avec les exigences vitales de notre organisme.

Les faits sont là, l'hygiène de vie, qui découle d'une bonne compréhension des mécanismes physiologiques, permet d'augmenter l'état de santé, véritable réponse à la proposition de «prévention primaire», définie par l'Organisation mondiale de la santé depuis plus de 60 ans. Par ailleurs, la 9e Conférence mondiale sur la promotion de la santé (Shanghai, 2016) a affiché clairement ses objectifs avec le slogan : «La santé pour tous, tous pour la santé». Si la «santé pour tous» dépend de la responsabilité des États, «tous pour la santé» découle de la responsabilité des individus.

Aurélie Fleschen-Portuese, formée à la naturopathie, fait partie de cette nouvelle génération qui n'hésite pas à s'engager pour apporter une réflexion sur ce surprenant paradoxe : nous sommes de mieux en mieux soignés, mais de plus en plus malades. Je ne peux que soutenir ces initiatives et féliciter leurs auteurs qui cherchent à promouvoir la santé par la participation directe de l'individu.

Le choix du thème, le foie, n'est pas le fait du hasard, mais la volonté de traiter d'un organe essentiel dans le maintien de la santé. Les multiples activités hépatiques qui couvrent la digestion, la neutralisation des poisons, l'élimination des toxines, la synthèse de nutriments indispensables aux cellules, la gestion de l'énergie cellulaire et bien d'autres encore, doivent mobiliser toute notre attention et nous permettre d'agir en conséquence.

La rédaction de cet ouvrage en langage simple est une volonté de son auteur afin d'être compris de tous.

Et si une des réponses majeures était de responsabiliser l'individu pour qu'il puisse se prendre en charge, afin de renforcer sa propre santé ?

Alain Rousseaux

Docteur en naturopathie (Canada).

À Alain Rousseaux, une référence de la naturopathie contemporaine, dont j'ai eu la chance de recevoir l'enseignement de cette médecine préventive ancestrale.

Merci Alain de m'avoir fait l'honneur d'écrire la préface de mon livre. Ta vision à la fois synthétique et analytique replace parfaitement le livre dans son contexte global. Merci mille fois également d'avoir relu mon livre et de m'avoir fait profiter de tes retours. Tu continues de m'apprendre à ne laisser aucun terme au hasard, à ne rien dire que je ne saurai démontrer et expliquer, à rester humble, car au final, le naturopathe n'est pas celui qui soigne, c'est celui qui donne les clés à chacun pour adopter un mode de vie qui permette à chaque corps d'exprimer pleinement son potentiel de santé. Notre corps est le seul vrai guérisseur. Le naturopathe est un éducateur de santé. Son rôle est aujourd'hui crucial dans un monde où nous sommes de plus en plus soignés mais également de plus en plus malades. Dans un monde où les enfants apprennent énormément de choses mais pourtant pas celle vitale de se maintenir en bonne santé. N'est-ce pourtant pas là un élément essentiel à notre bonheur ?

J'espère que ce livre apportera une toute petite pierre à l'édifice de votre santé. Que vous puissiez comme moi il y a quelques années, y comprendre la logique de la santé et de la maladie. Comprendre que vous avez les cartes en main pour conserver ou optimiser votre état de santé. Cela passe par la démarche active de modifier votre mode de vie, de l'adapter à votre terrain. Mais le jeu en vaut la chandelle !

Aurélie Fleschen-Portuese

INTRODUCTION

De nature discrète et encore trop souvent méconnu, notre foie nous laisse généralement plutôt indifférent. Il ne possède à nos yeux ni le charisme de notre cœur, ni l'intelligence de notre cerveau ni encore le souffle de nos poumons. Robuste, il n'a d'ailleurs pas pour habitude de se faire remarquer et fait généralement peu parler de lui. Il n'a pourtant rien à leur envier ! Le foie accomplit sans que nous ne nous en rendions compte des centaines de fonctions vitales pour notre corps ! Sans lui, nous ne pourrions pas vivre. Il intervient dans la digestion, dans le métabolisme et la synthèse des sucres, des graisses, des protéines. Il produit et élimine le cholestérol, régule notre taux de sucre sanguin, stocke nos vitamines, aide à la coagulation de notre sang. Il filtre également le sang en provenance de l'intestin de ses déchets et envoie les nutriments nourrir toutes les cellules de notre corps. Il neutralise et élimine les toxiques de notre corps. C'est en ce sens une véritable centrale d'épuration qui travaille continuellement pour assurer notre bon fonctionnement. Un chef des armées qui nous protège des agressions extérieures et des substances indésirables.

Malheureusement, sa mission est aujourd'hui mise à mal du fait de nos conditions de vie. Alimentation industrielle, inadaptée et excessive, pollution environnementale, comportements toxiques (alcool, tabac,...) l'agressent quotidiennement et le surchargent de déchets à traiter. Sa charge de travail dépasse bien souvent ses capacités d'élimination. Notre foie est engorgé. Il nous envoie des signaux pour que nous le ménagions et que nous l'aidions dans ses fonctions.

Apprendre à écouter son foie, à le protéger et à l'aider dans son bon fonctionnement est essentiel pour nous maintenir en bonne santé. Savoir prendre soin de son foie c'est être dans une vraie logique de prévention santé. Cela passe par l'adoption d'une hygiène de vie adaptée à notre physiologie et c'est ce que nous verrons au fil de ce livre. Des gestes à appliquer au quotidien, des habitudes de vie à prendre et à essayer de mettre en place à votre rythme et pour votre plus grand bien !

Alors, sans plus attendre, voyons dans la pratique pourquoi et comment chouchouter notre foie jour après jour.

CONNAÎTRE LE FOIE ET SES GRANDES FONCTIONS

FOIE, QUI ES-TU ?

Le foie est l'un des organes les plus importants du corps, tant par les fonctions vitales qu'il assure que par sa taille et son poids. Il mesure en effet près de 30 cm de long pour une hauteur de 16 cm et une épaisseur de 8 cm.

C'est une glande située dans la partie supérieure droite de l'abdomen, au-dessus des intestins et juste en dessous du diaphragme, le muscle de la respiration qui sépare la cavité thoracique de la cavité abdominale.

Lorsque le foie est en bonne santé et donc de taille normale, il est situé en grande partie sous les côtes de la cage thoracique qui le protègent des chocs.

Le foie est divisé en 2 parties principales, les lobes, par le ligament

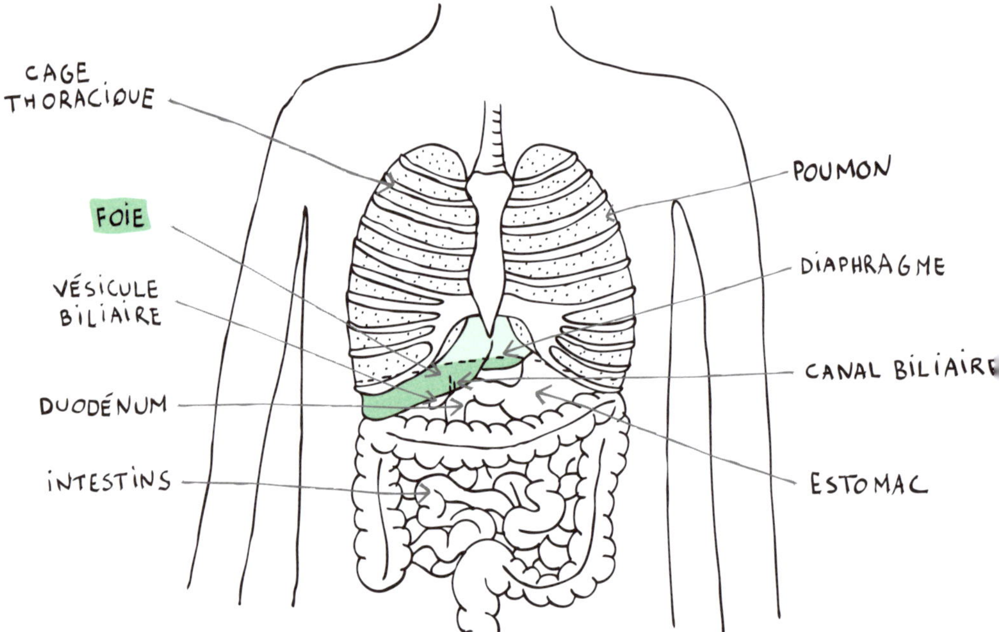

Où est le foie ?

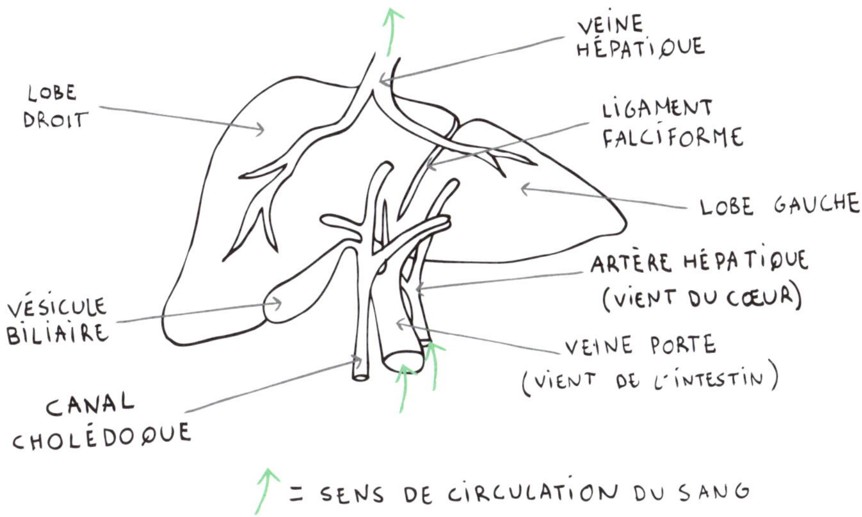

Structures du foie

falciforme. Ce ligament permet de maintenir le foie au diaphragme. Le lobe droit constitue les 2/3 du foie en volume.

Alors que nos organes vitaux sont pour la plupart maintenus à une température de 37 °C, le foie fonctionne à une température oscillant entre 39 et 41 °C. Notre foie aime donc la chaleur !

Fiche d'identité du foie en quelques chiffres

Taille : 30 cm x 16 cm x 8 cm

Poids : 1,5 kg et jusqu'à 2,5 kg lorsqu'il est gonflé de sang

Débit du sang dans le foie : 1 à 1,5 l/min

Température de fonctionnement optimale : 39 à 41 °C

Il pèse environ 1,5 kg, mais il peut se remplir de près d'1 kg de sang ! On compare d'ailleurs souvent le foie à une véritable éponge qui se gonfle du sang provenant principalement du système digestif puis se dégonfle lorsque le sang « purifié » et riche en nutriments quitte le foie pour aller nourrir le reste de l'organisme.

De couleur rouge-brunâtre, car très richement vascularisé, le foie est traversé chaque minute par 1 à 1,5 litre de sang. En considérant que nous comptabilisons environ 5 litres de sang au total, il suffit donc de 4 minutes à un foie en bonne santé pour filtrer la totalité de notre masse sanguine !

LE FOIE ET LA CIRCULATION SANGUINE EN BREF

75 % du sang arrivant au foie provient des intestins par la veine porte.
Il contient :

- des nutriments issus de la digestion (glucose, acides aminés, acides gras,...) ;
- des déchets et résidus métaboliques (déchets de fermentation et de putréfaction intestinale) qui passent dans la circulation si la muqueuse digestive est altérée, des minéraux usés (minéraux utilisés pour notre métabolisme et qui n'ont plus de valeur biologique) et des toxiques exogènes (médicaments, alcool, polluants,...).

Que fait le foie de ces éléments ?

- Les bons nutriments : il les utilise pour son propre fonctionnement, fait passer le reste dans la circulation générale pour nourrir toutes nos cellules et en stocke une partie en réserve si nécessaire.
- Les déchets : il les filtre, les neutralise pour pouvoir les évacuer directement dans la bile ou indirectement par une autre voie émonctorielle (reins avec l'urine).

À la différence de la plupart des organes du corps humain, le foie est approvisionné en sang de 2 manières (voir encadré p. 15) :

- **par l'artère hépatique** pour 1/3 de l'afflux sanguin : elle provient du cœur et amène au foie un sang chargé en oxygène ;
- **par la veine porte** pour les 2/3 restants : cette veine part du tube digestif, plus précisément, de l'intestin grêle et amène au foie un sang chargé en nutriments issus de l'alimentation mais également chargé en déchets.

Ces gros troncs veineux et artériels, lorsqu'ils pénètrent dans le foie, se ramifient en un vaste réseau de capillaires qui amènent le sang à chaque cellule du foie. Les cellules du foie, appelées cellules hépatiques ou encore hépatocytes, sont quant à elles regroupées en « lobules hépathiques » qui sont les plus petites unités fonctionnelles du foie. Ce sont elles qui jouent un rôle essentiel de filtrage et d'épuration du sang. Les lobules sont autant de «mini-filtres» hépatiques. Leur rôle est de retenir les substances nutritives du sang en provenance de l'intestin et d'en éliminer les déchets qui constitueront la bile. Le sang qui ressort de ce «tamis physiologique» est un sang riche en nutriments et normalement exempt de toxines. Il quitte le foie par les veines hépatiques pour rejoindre la circulation générale, le cœur, et nourrir toutes les cellules de l'organisme. Cette fonction de détoxication que nous allons détailler est majeure pour le naturopathe.

Nous commençons à percevoir tout l'intérêt de notre foie ! C'est une formidable usine qui assure une multitude de fonctions essentielles pour notre organisme. Sans lui nous ne pourrions survivre plus de 24 heures.

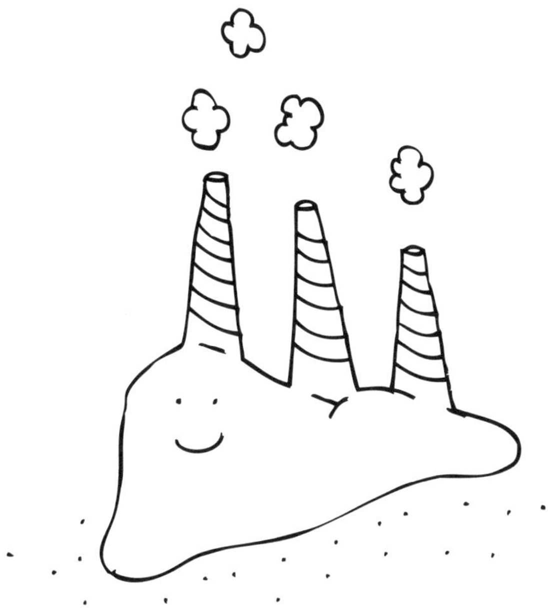

FOIE, QUE FAIS-TU ?

Une fonction digestive

Le foie est un organe que l'on appelle « secondaire » dans le processus digestif. Il joue en effet un rôle indirect par l'action spécifique de la bile sur la digestion des corps gras.

Le foie produit la bile à partir des déchets filtrés dans le sang. Elle est excrétée par la vésicule biliaire dans le duodénum (première partie de l'intestin après l'estomac) afin, notamment, de favoriser la décomposition ainsi que l'absorption des graisses provenant de nos aliments.

L'autre rôle de la bile dans le processus digestif est d'alcaliniser le bol alimentaire en provenance de l'estomac afin de permettre aux sucs pancréatiques de poursuivre la digestion des aliments. En effet, les sucs sécrétés par le pancréas agissent uniquement dans un milieu alcalin, or le bol alimentaire sortant de l'estomac est très acide.

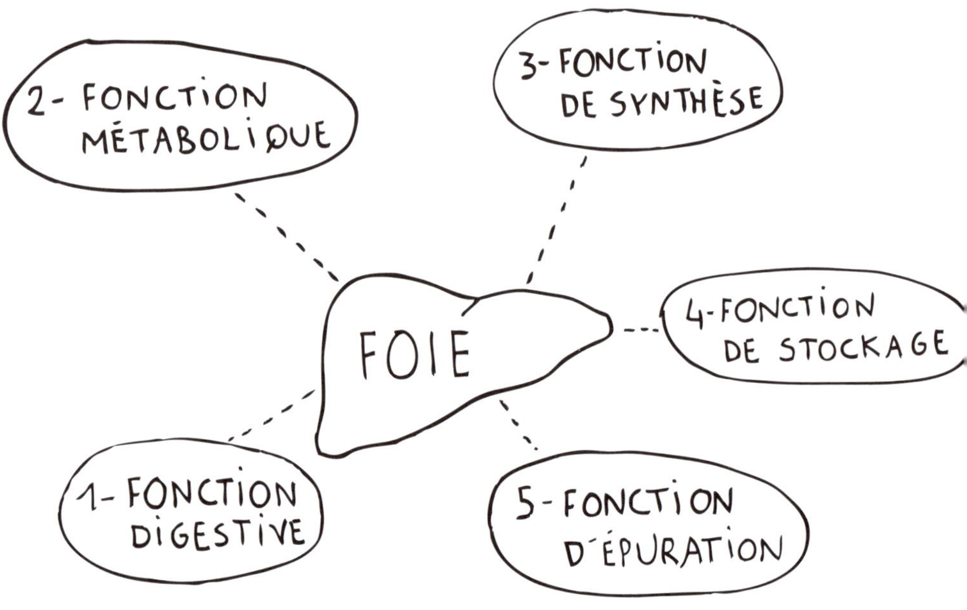

Les grandes fonctions du foie

Des fonctions métaboliques, de synthèse et de stockage

Notre foie est crucial dans l'ensemble des réactions qui se produisent au sein de notre corps, notre « métabolisme ». Il intervient ainsi dans le métabolisme des glucides, des protéines et des graisses. Il produit également des substances qu'il sécrète dans les intestins ou dans le sang. Il régule enfin nos réserves en fer, en certaines vitamines ou encore en sucre.

Métabolisme, synthèse et stockage des glucides

Le foie joue un rôle majeur dans la régulation de notre taux de sucre sanguin, la « glycémie ».

Si le taux de sucre dans le sang est trop élevé (hyperglycémie), notre foie en stocke une partie dans ses cellules sous la forme de glycogène. Cette réserve de sucre dans le foie est de 48 heures. Les sucres en excès seront également transformés pour être stockés sous forme de graisses (risque de stéatose hépatique, voir p. 46).

À l'inverse, lorsque la glycémie est trop faible (hypoglycémie), le foie dégradera le glycogène de ses réserves pour libérer du glucose dans le sang et nourrir nos cellules. Si la réserve de glycogène de notre foie est épuisée et qu'aucun sucre n'est amené à l'organisme par l'alimentation, notre foie peut même produire du glucose à partir des graisses ou des protéines.

Le foie est le seul organe capable de passer de la production au stockage de sucres en fonction des besoins de nos cellules. Il sera ainsi respectivement hyperglycémiant ou hypoglycémiant.

Métabolisme et synthèse des lipides

Quand l'organisme n'a plus aucune réserve de sucre, notre foie a donc la capacité de convertir certaines graisses mais également certaines protéines en sucre.

Notre foie synthétise également un lipide essentiel à la vie : le cholestérol. Celui-ci est transporté vers les cellules.

LE SAVIEZ-VOUS ?

Le cholestérol a mauvaise presse, mais il est pourtant indispensable à notre corps. Il compose la membrane de nos cellules et est nécessaire à la synthèse de nos hormones. Il faut savoir que près de 80 % de notre cholestérol est fabriqué par le foie (environ 1 g par jour) alors que seulement 20 % provient de notre alimentation ! Le foie est l'organe-clé de la régulation du cholestérol dans notre corps. En cas de déséquilibre de la cholestérolémie, il faut donc se pencher sur son fonctionnement.

(Voir aussi illustration p. 20).

Ce qui n'est pas utilisé rejoint le foie où il sera ou recyclé ou éliminé par la bile. Le foie est le seul organe qui, par la production de bile, permet l'évacuation du cholestérol.

Métabolisme et synthèse des protéines

Le foie fabrique des protéines à partir des acides aminés issus de la digestion et provenant de la veine porte. Elles sont distribuées aux cellules. L'excédent est évacué par les reins sous la forme d'urée.

Le foie synthétise une grande partie des protéines circulantes comme l'albumine, des protéines spécifiques qui s'associent au cholestérol (corps gras insoluble) pour le rendre soluble dans le sang, ou encore des protéines

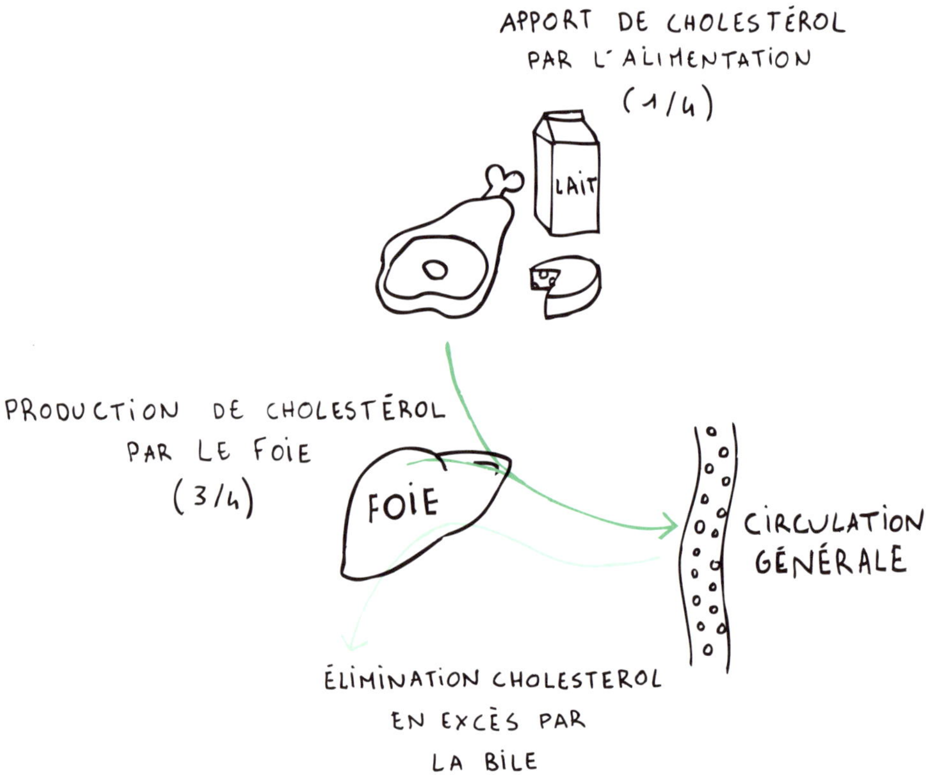

Rôle du foie dans la production et l'élimination du cholestérol

qui permettent la coagulation du sang (les facteurs de coagulation) tels que la prothrombine.

Le foie stocke également les vitamines A, D, E, K et B12 ou encore le fer sous la forme de ferritine qui sera libérée lorsque le corps aura besoin de fabriquer des globules rouges. Il joue ainsi un rôle important dans notre système sanguin puisque le fer et la vitamine B12 qu'il stocke permettent de fabriquer l'hémoglobine du sang. Il fabrique également les protéines de la coagulation ainsi que la protéine du plasma sanguin : l'albumine.

La fonction clé de détoxication

Notre foie, et plus précisément le complexe foie/vésicule biliaire/intestin, est un organe d'élimination majeur. Il filtre et évacue les déchets hors de notre organisme.

Ces déchets seront évacués dans l'intestin sous la forme de bile et de selles.

D'où proviennent ces déchets pris en charge par le foie ?

Les déchets endogènes

Ce sont tout d'abord des déchets endogènes, les «toxines», qui proviennent de notre propre métabolisme : globules blancs et rouges usagés, minéraux usagés, résidus du fonctionnement de nos cellules ou encore déchets issus de nos mauvaises digestions. Une alimentation excessive ou inadaptée à notre physiologie va générer des digestions longues et difficiles et avec elles des déchets issus de fermentation et putréfaction intestinales.

Ces déchets risquent alors d'irriter et d'abîmer notre barrière intestinale qui ne sera plus suffisamment sélective. Or, cette barrière intestinale est cruciale puisque c'est le dernier rempart entre l'extérieur et l'intérieur de notre corps. Elle ne doit laisser passer que ce dont le corps a besoin (nutriments issus de la digestion) et doit empêcher le passage aux intrus. Dans le cas d'une hyperperméabilité intestinale, ces déchets passent la barrière intestinale et se retrouvent dans le sang, plus précisément dans la veine porte qui les amènent au foie.

On comprend tout de suite qu'une alimentation inadaptée, des mauvaises digestions, une flore intestinale déstabilisée généreront beaucoup de déchets qui fatigueront à terme le foie qui doit les filtrer.

Notre foie se trouve aussi en première ligne pour bloquer les potentiels agents infectieux, virus, bactéries, qui auraient réussi à passer la barrière intestinale.

Les déchets exogènes

Les déchets gérés par notre foie sont également des déchets exogènes, les « toxiques », qui proviennent de l'extérieur et sont complètement étrangers au fonctionnement de notre corps. Ces toxiques proviennent :

- **de ce que l'on mange :** exhausteurs de goût, colorants, antibiotiques donnés aux animaux dont on se nourrit, métaux lourds, pesticides, etc. ;

- **de ce que l'on touche** et qui pénètre par contact cutané : produits chimiques d'entretien, produits cosmétiques, etc. ;

- **de nos comportements** : alcool, tabac, drogue, etc. ;

- **de notre environnement :** pollution de l'air, de l'eau, des sols, etc. ;

- **des médicaments** que l'on consomme.

Notre foie va neutraliser, transformer, inactiver et évacuer ces substances néfastes pour notre corps. Il transforme ces composés toxiques en dérivés moins nocifs qui pourront être éliminés par les urines ou la bile. C'est en ce sens un véritable centre « anti-poisons » pour notre organisme.

Les déchets filtrés par notre foie constitueront la bile qui sera évacuée dans les intestins puis hors de l'organisme avec les selles. Cette fonction d'épuration de notre foie est essentielle au maintien de notre bonne santé globale.

Or les conditions de vie actuelles surchargent nos organismes de déchets que notre foie a de plus en plus de mal à neutraliser et éliminer entièrement. La sédentarité engendre une stagnation de nos liquides dans le corps et en particulier de notre sang. Le débit sanguin à travers le filtre hépatique est donc amoindri et l'épuration du sang réduite. Le stress, quant à lui, génère des déchets acides au sein de notre organisme.

À cela s'ajoutent les pollutions environnementales ou encore l'alimentation industrielle et excessive. Notre foie est bien souvent congestionné, dépassé et ne peut plus exercer pleinement sa fonction d'élimination des déchets. Il se charge donc de toxines qui iront ensuite « encrasser » le reste de notre organisme, ce qui est la cause principale de la maladie en naturopathie.

L'encrassement, porte ouverte à la maladie

L'encrassement de notre organisme se produit lorsque trop de déchets encombrent notre terrain. Notre terrain est pour nos cellules ce qu'est le terreau pour une plante. C'est ce qui permet à nos cellules, et donc à tous nos organes et tissus, de fonctionner correctement. Ce sont les liquides dans lesquels baignent toutes nos cellules et qui nous composent à 70 % : le sang, la lymphe, le liquide extra-cellulaire et le liquide intra-cellulaire.

Lorsque nos liquides, autrefois appelés « humeurs », sont encombrés de déchets, on parle d' « encrassement humoral ». Nos cellules baignent alors dans un marécage dans lequel elles auront du mal à se nourrir, échanger ou encore éliminer correctement.

Comme nous venons de l'aborder, ces déchets proviennent de notre métabolisme, de nos comportements, de notre environnement.

L'intelligence innée de notre corps l'amènera toujours à tout faire pour conserver ou retrouver un état de santé optimal. Ainsi lorsque notre terrain est encrassé, le corps tentera toujours d'évacuer les déchets pour rétablir une pureté de nos liquides. Comment ? Grâce au travail de nos organes d'élimination, aussi appelés émonctoires. Ce sont les reins, la peau, les poumons et le complexe hépato-bilio-intestinal. Ce sont eux qui éliminent les déchets hors de notre organisme par la sueur, l'expiration, le sébum, les selles, la bile ou encore l'urine (voir encadré « Les organes d'élimination », p. 24).

L'état de santé est un état d'équilibre et d'harmonie dans lequel les déchets qui sont évacués de notre corps sont au moins équivalents à ceux qui pénètrent dans notre organisme.

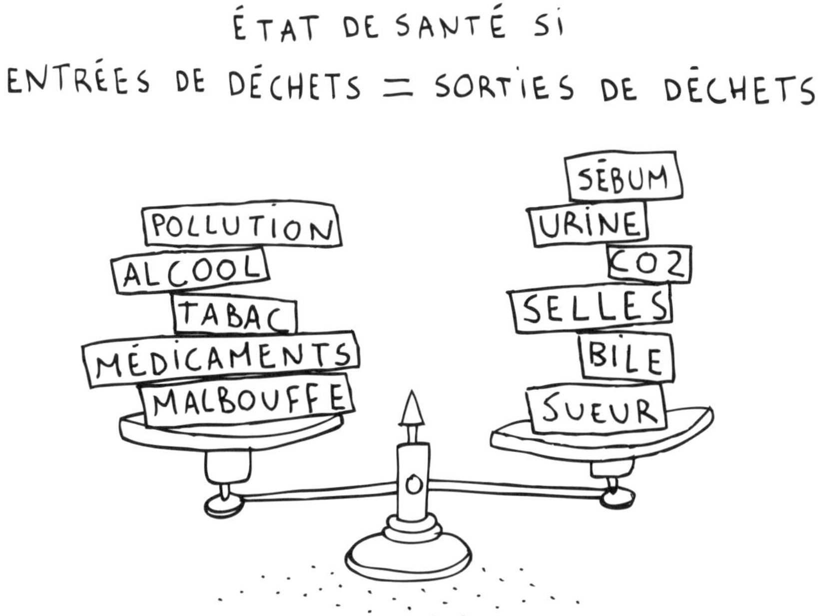

L'état de santé

LES ORGANES D'ÉLIMINATION

En naturopathie, pour faciliter la compréhension, nous distinguons 2 types de déchets principaux selon que ceux-ci soient ou non solubles dans les différents liquides de l'organisme (sang, lymphe, sérums). Cet état physico-chimique permet de connaître quel émonctoire sera sollicité naturellement par le corps, ou volontairement par le naturopathe, en vue d'être éliminé.

- **Les déchets colloïdaux**, insolubles dans l'eau, également appelés les «colles». Ces déchets sont collants de type glaire, crachats, mucus. Ils sont filtrés par le foie et évacués dans les intestins par la bile et les selles. Ils sont également évacués par la peau via les glandes sébacées sous la forme de sébum.
- **Les déchets cristalloïdaux**, solubles dans l'eau, appelés les «cristaux». Ces déchets sont acides. Ils sont éliminés par les reins via l'urine, par les poumons via l'expiration de gaz carbonique et enfin par la peau grâce aux glandes sudoripares qui éliminent ces déchets acides par la sueur.

Lorsque le foie est saturé et qu'il y a un excès de colles dû par exemple à une alimentation trop riche en sucres et en graisses, ce sont des «émonctoires secondaires» qui prendront le relais :

- le système respiratoire et ORL. Cela donnera lieu à des rejets de type glaires, des toux grasses, des otites ou encore des sinusites ;
- le système génital (pertes blanches) ;
- ou encore la peau (furoncles, acné, eczéma suintant, etc.).

Ces processus d'élimination sont à l'œuvre de manière naturelle dans notre corps tout au long de la journée sans que nous ne nous en rendions compte (la sueur, l'air expiré, le sébum, l'urine, les selles, la bile).

Le problème est que, de nos jours, cette balance penche dangereusement à gauche ! Les entrées de déchets dépassent largement les sorties de déchets pour deux raisons :

- **les toxines et toxiques qui encombrent notre organisme sont de plus en plus nombreux** du fait du monde dans lequel on vit : colorants, arômes, exhausteurs de goût, conservateurs, produits d'entretien ou de cosmétique, polluants atmosphériques, tabac, alcool, médicaments, pesticides... Jamais notre corps n'a eu à faire face à autant de déchets externes mais également de déchets internes liés à une alimentation excessive et inadaptée ;

- **les éliminations de déchets s'amoindrissent** du fait de notre sédentarité. Notre foie, organe d'élimination clé, est dépassé, surmené par tous ces déchets qu'il doit traiter. Or, on comprend bien que son rôle est essentiel pour maintenir notre état de santé.

Quand l'élimination naturelle et physiologique n'est plus suffisante, le corps va tout d'abord «fabriquer» des **crises d'éliminations aiguës que nous appelons «maladies».** La maladie est en effet une tentative du corps pour se nettoyer et retrouver son état de santé. Ce que nous appelons maladie n'est que la manifestation symptomatique d'un déséquilibre intérieur plus profond et d'un encrassement du terrain. C'est en réalité un regroupement de symptômes qui est bien souvent situé à distance de la cause réelle de la souffrance du corps.

Prenons l'exemple d'un individu ayant une faiblesse hépato-intestinale. Les déchets insolubles ne sont pas suffisamment filtrés par son foie et s'accumulent dans le sang. Ils ne sont donc pas correctement éliminés par les intestins. L'organisme en souffrance doit trouver une autre «porte de sortie» afin de retrouver son équilibre. Il utilise ses organes d'élimination secondaires et d'autres systèmes peuvent même prendre le relais, c'est le cas du système respiratoire.

Ainsi, en fonction de chacun, cela pourrait donner lieu à une poussée d'acné, une otite séreuse ou encore une sinusite.

Ces crises d'élimination sont donc des crises curatives, généralement guérisseuses, dans lesquelles le corps élimine de façon parfois soudaine et violente ce qui l'encombre pour retrouver son état de santé optimal. Cela peut prendre la forme d'une diarrhée, d'une fièvre, d'un rhume ou encore d'une éruption cutanée ! Malheureusement, quand ces signes apparaissent nous essayons la plupart du temps de les faire disparaître et on se croit à tort guéri. On agit dans une logique symptomatique qui est celle de la médecine allopathique qui consiste à supprimer le symptôme et considérer cela comme la guérison.

Or si l'on «coupe» la toux, l'écoulement nasal ou la diarrhée, pourrons-nous affirmer que nous avons permis au corps d'éliminer les déchets qui l'encombraient et l'empêchaient de fonctionner correctement ? Certainement pas, au contraire ! En voulant être tranquille et en supprimant le symptôme, nous ne faisons que taire notre corps qui tentait par ces signaux de nous faire comprendre qu'il était surchargé de déchets et qu'il avait besoin qu'on l'aide pour se nettoyer. Si nous avions compris cela nous l'aurions aidé à éliminer ses déchets par des méthodes naturelles telles que la purge, le lavement, le jeûne, la diète ou monodiète ou bien d'autres techniques s'inscrivant dans une cure de détoxination naturopathique.

En nettoyant notre terrain nous aurions alors vraiment pu parler de guérison. **Dans le cas du traitement anti-symptomatique, nous effaçons le symptôme qui n'est que la manifestation d'un déséquilibre plus profond mais nous ne traitons pas la cause de cette crise d'élimination qui est l'encrassement de notre terrain.**

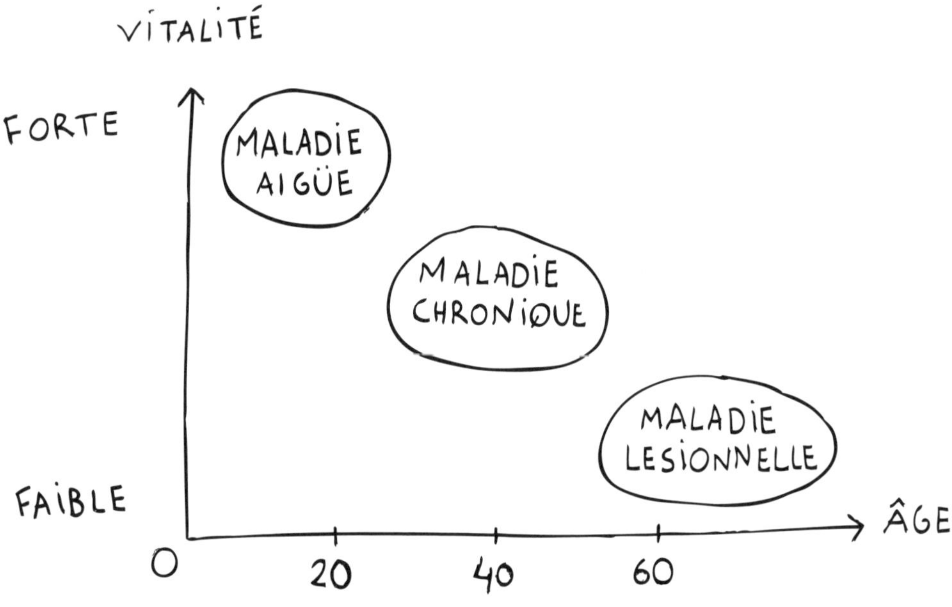

Ici, la donnée de l'âge ne représente qu'une donnée caricaturée pour illustrer et comprendre cette évolution de la maladie dans le temps. La réalité est beaucoup plus complexe et on peut déjà atteindre le stade de la maladie lésionnelle à un âge très jeune. De plus en plus d'enfants viennent au monde avec un terrain déjà encrassé et des organes d'élimination plus faibles héréditairement. De la même manière, une personne âgée avec un bon terrain et un mode de vie adapté peut être en pleine vitalité !

Évolution des maladies en naturopathie

Les déchets sont toujours en nous, ils encombrent toujours nos liquides et entravent le bon fonctionnement de nos cellules.

Alors notre corps, dans un souci permanent de faire ce qu'il y a de mieux pour nous, tentera à nouveau d'assainir le terrain. Les éliminations susciteront les mêmes symptômes ou des symptômes différents si le corps sollicite d'autres voies d'élimination. Puis, à force de traitements anti-symptomatiques qui forceront le corps à redéposer ses déchets à l'intérieur, notre corps disposera de moins en moins d'énergie vitale pour faire ressortir ces déchets en dehors de l'organisme. C'est ainsi que l'on passe avec le temps des maladies aiguës, souvent vives et virulentes, aux **maladies chroniques.** Le corps essaie toujours de ressortir ses déchets à l'extérieur mais cette fois dans des tentatives répétées de moins fortes intensités (asthme, sinusite chronique, bronchites à répétition, eczéma ou encore allergies).

Si nous ne comprenons toujours pas le message et que nous n'aidons pas le corps à se purifier et éliminer ses déchets, ceux-ci se déposeront plus en profondeur sur les organes, la vitalité continuera de baisser. Le dernier stade de la maladie pourra s'installer, celui de la **maladie lésionnelle** ou affection de longue durée (ALD) comme la cirrhose, l'insuffisance rénale, le cancer ou la sclérose en plaques. À ce dernier stade de la maladie, l'organisme a perdu sa vitalité à cause de l'âge et à force de crises d'élimination qui ont été stoppées et de comportements qui n'ont pas été modifiés. Les déchets continuent de s'accumuler et le corps n'arrive plus à les évacuer à l'extérieur. Il les dépose en « profondeur » sur un ou plusieurs organes. Le fonctionnement organique est entravé et l'organe dégénère. Les lésions organiques sont irréversibles et l'état de santé optimal ne peut plus être retrouvé.

Le rôle du foie est donc essentiel puisque c'est un organe majeur d'élimination des déchets hors de notre organisme par la bile. C'est lui qui nous protège des toxines et des toxiques. À l'inverse, une insuffisance ou une congestion hépatique et c'est l'accumulation de poisons dans notre organisme et les premiers pas vers la maladie. Maintenir le complexe foie/vésicule biliaire/intestin en bon état de fonctionnement est indispensable. Nous verrons au chapitre 4 comment permettre au foie d'exercer pleinement ses fonctions en lui redonnant toute sa force et sa vitalité.

LA VÉSICULE BILIAIRE, UN RÉSERVOIR NÉCESSAIRE À LA DIGESTION

UNE PETITE POCHE DE STOCKAGE

La vésicule biliaire est une petite poche qui mesure environ 10 cm, à la paroi très mince, et cachée sous le foie. Elle prend la couleur verte de la bile qu'elle contient. Son rôle est d'accumuler la bile durant les périodes où notre corps n'est pas en train de se nourrir et de digérer. Elle peut stocker environ 60 ml de bile. Puis lorsque des aliments pénètrent dans le duodénum, partie de l'intestin située à la sortie de l'estomac, la vésicule se contracte pour éjecter la bile sur le bol alimentaire. Pour quelles raisons ? Parce que la bile intervient dans la digestion.

La bile quitte le foie par le conduit hépatique commun et entre dans l'intestin au niveau du duodénum *via* le canal cholédoque.

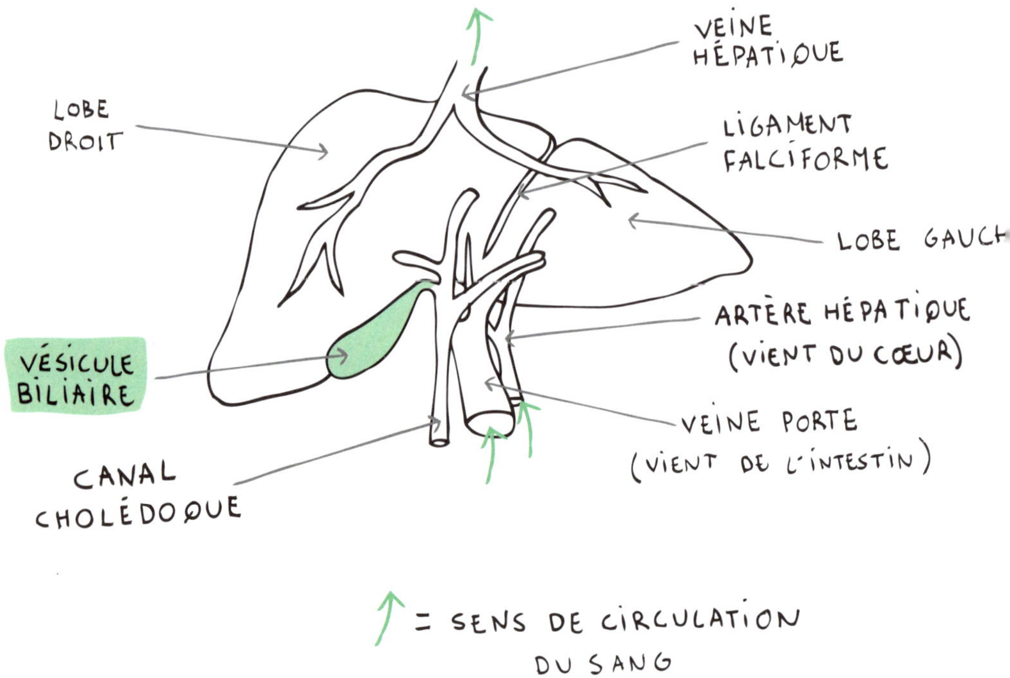

La vésicule biliaire

LA BILE, UN DÉCHET BIEN UTILE !

L'intérêt de la bile

Si la bile est un déchet jaune-verdâtre sécrété par les hépatocytes, son rôle ne se limite pas à ça ! Elle est très utile dans notre digestion et notre transit.

La bile est une association de molécules solubles dans l'eau éliminées par les hépatocytes lors du filtrage du sang. Elle regroupe des sels biliaires (minéraux) et de nombreuses molécules toxiques qui sont décomposées en vue de pouvoir être éliminées.

On peut donc dire que la bile est un résidu toxique. Près d'1 litre de bile est produit quotidiennement pour évacuer nos déchets.

Composition de la bile

La bile est composée :

- d'eau, en majorité ;
- de pigments biliaires (principalement de la bilirubine issue de la dégradation de l'hémoglobine) ;
- de sels biliaires ;
- du cholestérol ;
- des électrolytes comme le bicarbonate.

Son pH est compris entre 7,6 et 8,6, il s'agit donc d'une solution alcaline. En quoi est-ce intéressant ? Le bol alimentaire qui sort de l'estomac (le chyme) est très acide. Or, la digestion au niveau de l'intestin ne s'effectue qu'en milieu alcalin. La bile va donc alcaliniser le chyme pour permettre la suite du processus digestif. On comprendra donc qu'une personne qui produit ou sécrète peu de bile (ablation de la vésicule biliaire, canal cystique ou cholédoque partiellement bouché, faible production de bile par le foie) ne pourra que peu ou pas alcaliniser son bol alimentaire. Ce qui rendra les digestions plus longues et plus difficiles avec pour résultat des fermentations digestives, des gaz et la production de déchets.

De tous ces composants, seuls les sels biliaires jouent un rôle dans la digestion. Comment ? En émulsifiant les graisses. Cela signifie que les sels présents dans notre bile vont permettre de scinder les grosses molécules de graisses en molécules plus petites. De cette façon, on peut dire que la bile dégrade les graisses pour les rendre assimilables après achèvement de leurs transformations par les enzymes pancréatiques.

Un autre rôle non négligeable de la bile est de permettre l'absorption des lipides et des vitamines liposolubles A, D et K dans l'intestin.

Enfin, la bile agit sur le transit par la présence de sels biliaires qui stimulent les contractions du muscle lisse de l'intestin (péristaltisme).

Comment circule la bile ?

Elle circule dans le foie à travers un réseau de canaux, les canalicules qui se regroupent en canal hépatique droit et gauche qui se joignent à la sortie du foie pour former le canal hépatique commun. Celui-ci se divise alors en deux branches : le canal cholédoque qui rejoint directement une partie de l'intestin appelée le duodénum ; et une seconde branche appelée le canal cystique qui rejoint la vésicule biliaire (voir illustration ci-contre).

Deux possibilités s'offrent donc à la bile lorsqu'elle s'écoule du foie :

- **être aspirée dans la vésicule biliaire** via le canal cystique afin d'être stockée, si l'intestin grêle est vide et que la bile n'est donc pas nécessaire. La bile sera alors expulsée dans le duodénum par contractions brusque de la vésicule biliaire lorsque le chyme sortira de l'estomac ;
- **être évacuée directement** au goutte à goutte dans l'intestin grêle via le canal cholédoque si la vésicule biliaire a été enlevée.

Le saviez-vous ?

La vésicule biliaire aspire doucement à elle la bile provenant du foie mais également la mucine secrétée par le duodénum dont un des objectifs est de fluidifier la bile. Lorsque la bile est trop épaisse, elle s'écoule moins bien et à tendance à former des calculs biliaires, d'où l'intérêt de stimuler et maintenir la sécrétion de mucine par l'intestin grêle. Or qu'est ce qui la stimule ? Les plantes amères que l'on associe aux plantes dites « hépatiques » et qui favoriseront donc la sécrétion de la bile.

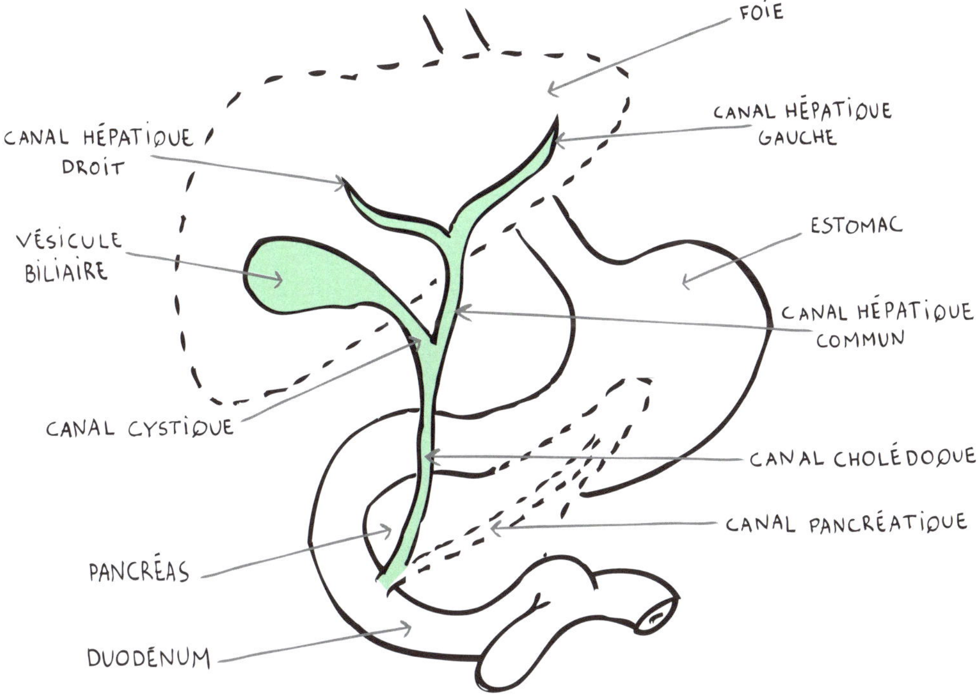

Les voies biliaires

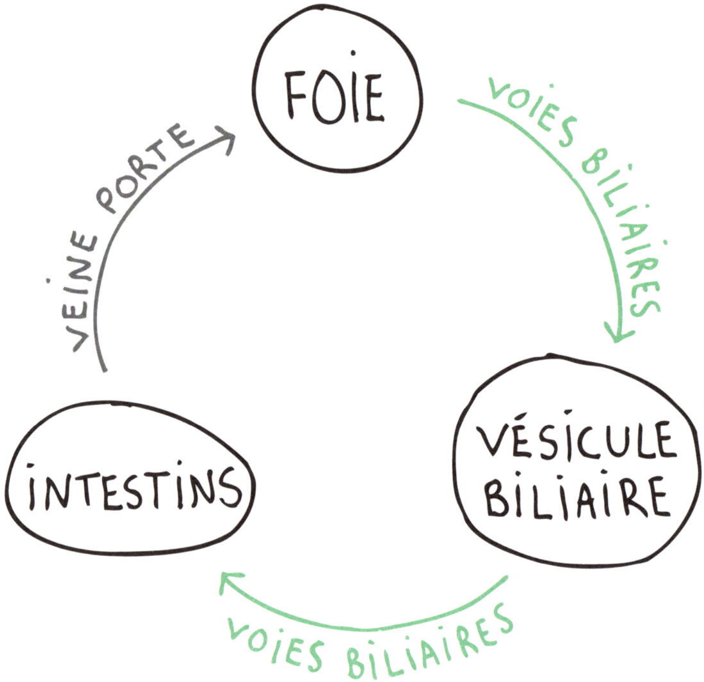

Ces organes sont liés dans le bon comme dans le mauvais sens. Un intestin qui fonctionne mal et qui ne permet pas la digestion des aliments, génère des déchets qui chargent le foie par la veine porte. à l'inverse, un trop faible écoulement de la bile ne permettra pas aux graisses d'être bien digérées ce qui génèrera des déchets dans l'intestin.

Foie/vésicule biliaire/intestins : un trio indissociable

LA VÉSICULE BILIAIRE EST-ELLE INDISPENSABLE ?

La production de bile par le foie est continue et elle résulte du filtrage du sang et de ses déchets. Cette bile s'écoule tout au long de la journée du foie dans le canal hépatique commun. Si la vésicule biliaire a été enlevée, la bile s'écoulera de façon continue et en goutte à goutte dans le duodénum en empruntant le canal cholédoque. Alors, quelle différence avec l'expulsion de la bile par la vésicule ? La vésicule biliaire éjecte 60 ml de bile en moyenne en quelques contractions au moment du repas. Cette quantité importante permet d'alcaliniser le chyme et de mieux émulsionner les graisses. En goutte à goutte, ce n'est malheureusement pas le cas, l'écoulement sera d'environ 1 l en continu sur 24 h et non spécifiquement au moment des repas. Cela provoquera des digestions plus difficiles, plus longues. Il faudra adapter les comportements alimentaires en privilégiant des repas légers et fractionnés et en évitant l'alimentation trop grasse.

LORSQUE NOTRE FOIE VA MAL

VOS FAIBLESSES : APPRENEZ À LES CONNAÎTRE !

Nous disposons, en tant que naturopathe, de plusieurs méthodes afin de déceler une éventuelle fragilité de la fonction hépato-biliaire : **l'analyse morphologique, l'iridologie et l'anamnèse.**

Notre morphologie, la clé des indices

Lors de la consultation naturopathique, le « bilan de vitalité », nous évaluons le terrain de la personne, sa vitalité, ses forces et ses faiblesses constitutionnelles, son état de santé et notamment l'état de fonctionnement de son système digestif et de son foie.

Comment appréhendons-nous ce terrain individuel ? Tout d'abord grâce à l'analyse morphologique, c'est-à-dire l'étude des formes du corps. C'est un outil essentiel et passionnant. Les formes, la densité, les volumes du corps et du visage nous donnent en effet de nombreuses indications sur la vitalité de la personne, ses organes « faibles » et ses organes « forts ».

L'analyse morphologique nous donnera de premiers indices sur une éventuelle faiblesse hépato-biliaire.

Les profils morphologiques

La naturopathie reconnaît 7 profils morphologiques, les « morphotypes » (voir illustration ci-contre).

Le profil « musculaire » est la référence idéale de cette typologie naturopathique fondée par Pierre-Valentin Marchesseau et Alain Rousseaux. C'est le profil doté de la plus grande santé. Son énergie vitale est optimale.

Ensuite, les sujets évoluent soit en se rétractant, ce sont les tempéraments « rétractés » aussi appelés « neuro-arthritiques », soit en se dilatant, ce sont les profils « dilatés » ou « sanguino-pléthoriques ». Chacun de ces profils morphologiques possède ses propres forces et faiblesses organiques.

Un capital évolutif

Mais attention, cette classification n'est pas statique et c'est bien là tout l'intérêt ! Les choses ne sont pas figées. Nous venons certes au monde avec un capital héréditaire, mais nous avons le pouvoir de faire évoluer ce capital de départ par nos habitudes de vie.

Nous pouvons ainsi au cours d'une vie détériorer notre capital santé, notre terrain, et passer d'un profil musculaire à un profil nerveux voire cérébral. Mais nous pouvons également renforcer et en quelque sorte « bonifier » notre terrain en travaillant sur notre hygiène de vie en fonction de nos propres forces et faiblesses, c'est l'essence même de la naturopathie. Nous pouvons nous améliorer au mieux d'un tempérament en passant par exemple d'un profil sanguin ou respiratoire à un profil musculaire.

Déceler les faiblesses hépato-biliaires

Le tempérament que l'on nomme «rétracté» ou «neuro-arthritique» en naturopathie a une prédisposition pour un fonctionnement hépatique et biliaire relativement faible. On parle de «petit hépatique». Ce profil aura tout intérêt à ménager et renforcer son foie et plus globalement tout son système digestif pour se maintenir en bonne santé (voir encadré p. 40).

La morphologie donne des indices très précieux pour le naturopathe qui ne sont pas pris en compte par la médecine allopathique. Ils sont pour nous le reflet de cette notion primordiale de terrain et de constitution. Nous ne partons pas tous avec les mêmes forces ni les mêmes faiblesses et chacun devrait pouvoir connaître

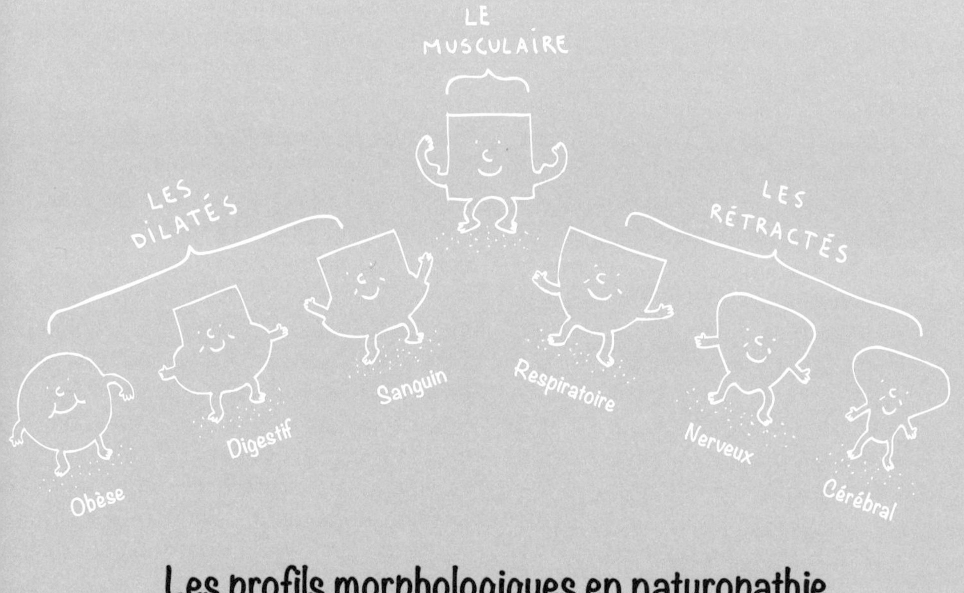

Les profils morphologiques en naturopathie
Illustrations réalisées à partir de la typologie créée par Pierre-Valentin Marchesseau et Alain Rousseaux

Êtes-vous un profil « rétracté » ?

- ☐ vous êtes élancé, longiligne voire maigre
- ☐ vos bras sont longs
- ☐ vos mains sont peu épaisses et peu colorées avec de longs doigts
- ☐ votre bas de visage à tendance à s'affiner
- ☐ votre teint est pâle voire jaune
- ☐ vous êtes d'une nature frileuse
- ☐ votre mental a tendance à beaucoup (trop !) fonctionner
- ☐ vous avez une tendance à la constipation

Si vous avez répondu **OUI** à la majorité de ces questions, il y a de grandes chances que vous soyez un profil «rétracté». Vous êtes prédisposés à un fonctionnement ralenti de votre foie et de votre vésicule biliaire. Il faut en prendre soin avec une hygiène de vie adaptée à votre tempérament (reportez-vous pour cela au chapitre 4).

les siennes pour rééquilibrer son terrain et optimiser son état de santé. En décelant une faiblesse hépatique, l'idée est donc de renforcer le terrain au lieu d'attendre que la maladie apparaisse. C'est de la prévention primaire. Ainsi un rétracté saura qu'il devra ménager son foie et ne pourra décemment pas fonctionner comme un dilaté. Le dilaté supportera beaucoup mieux que lui les excès de table grâce à un mécanisme digestif plus fort. Sa résistance constitutionnelle de départ dépasse largement celle des rétractés. Cependant, les sanguins, du fait de cette bonne résistance, auront tendance à faire des excès alimentaires qu'ils pourraient payer à terme en chargeant leur sang de déchets et en épuisant leurs fonctions digestives et la fonction de détoxication de leur foie.

La première étape de notre bilan de vitalité consiste donc à déterminer le morphotype de l'individu pour savoir s'il a une force ou une fragilité notamment hépato-biliaire.

Au niveau de l'analyse morphophysiologique, d'autres éléments peuvent nous indiquer une éventuelle faiblesse de la fonction hépatique :

- une mauvaise haleine ;
- une langue blanche ;
- des cernes marrons/bleutés marqués sous les yeux qui ne dépendent pas de l'état de fatigue de la personne mais sont constants ;
- des taches brunes sur la peau ;
- le blanc des yeux qui vire au jaune ;
- une mauvaise odeur corporelle ;
- une tendance à une transpiration excessive ;
- un foie sensible à la palpation.

Les yeux, reflets de notre corps

L'iridologie est un autre instrument d'analyse du naturopathe pour apprécier l'état de santé global d'une personne. Elle consiste à étudier l'iris qui est la partie colorée de l'œil.

L'iridologie est une méthode très ancienne qui a été structurée au XIXe siècle par le médecin homéopathe hongrois : Ignatz VonPeczely. Il a écrit «l'œil n'est pas seulement le miroir de l'âme, mais aussi celui du corps». Cette méthode empirique, si elle ne permet en aucun cas de faire un diagnostic médical de pathologie, est une technique passionnante pour appréhender le terrain d'un individu, sa vitalité et comprendre la cause de ses dysfonctionnements.

Nos organes et systèmes projettent leurs informations à de nombreux endroits du corps. L'étude de ces projections organiques réflexes sous le pied s'appelle la réflexologie plantaire, sur les mains c'est la réflexologie palmaire et on parle d'auriculothérapie lorsqu'on étudie les projections organiques au niveau du pavillon de l'oreille et d'iridologie lorsque ces

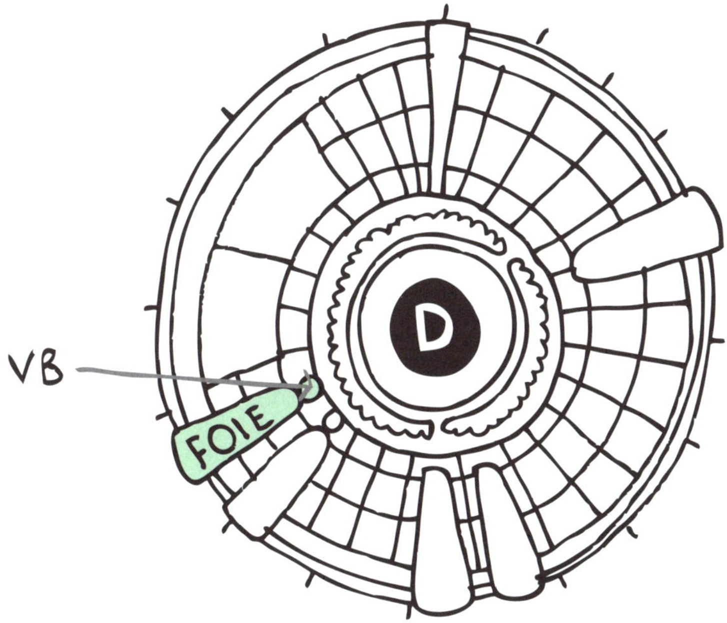

Cartographie de l'iris droit

projections organiques sont étudiées dans l'iris.

Comment percevoir ces informations dans un iris ? 90 zones ont été identifiées dans nos deux iris. Les variations de couleurs, le relief, les «taches», les «rayons», la taille et la forme de la pupille et bien d'autres signes spécifiques nous donnent des informations sur le terrain de la personne et ses éventuelles souffrances organiques. Elles nous permettent ensuite de lui proposer un programme d'hygiène vital sur-mesure visant à renforcer son capital et optimiser son état de santé.

L'iris droit représente la moitié droite du corps, et l'iris gauche la moitié gauche. **La zone concernant le foie et la vésicule biliaire sera donc projetée dans l'iris droit et plus précisément à 8 h.** Ce que nous trouverons dans cette zone nous donnerons des informations sur la fonction hépato-biliaire et les éventuelles souffrances ou faiblesses du foie et/ou de la vésicule biliaire. Les informations locales doivent être interprétées dans le contexte de l'ensemble des informations contenues dans la totalité de l'iris et nuancées par les appréciations de l'examen morphologique général.

L'anamnèse ou l'art de poser les bonnes questions !

Un dernier outil que nous utilisons dans le bilan de vitalité et qui est très important : **l'anamnèse**. Cela consiste à poser de nombreuses questions à la personne sur sa façon de vivre, ses habitudes alimentaires, sportives, ses éliminations, son état émotionnel, ses antécédents personnels et familiaux, etc.

Si la morphologie et/ou l'iridologie ont montré une possible faiblesse hépato-biliaire, nous chercherons à confirmer un dysfonctionnement hépato-biliaire en posant des questions plus spécifiques sur ces thématiques :

- selles décolorées ?
- urines foncées ?
- démangeaisons (prurit) ?
- nausées et lourdeurs digestives ?
- difficulté à digérer les graisses ?
- troubles du transit (constipation) ?
- ballonnements, gaz après les repas ?
- migraines après les repas ?
- grande sensibilité aux odeurs et difficulté à supporter les odeurs de produits chimiques (parfums, produits d'entretien…) ?
- réveils fréquents voire quotidiens entre 1 h et 3 h du matin (heure de l'énergie du foie en médecine traditionnelle chinoise) ;
- douleur en haut à droite de l'abdomen ?

Et qu'en dit l'allopathie ?

Nous venons de voir les outils dont dispose le naturopathe pour évaluer la fonction hépato-biliaire. De quels indicateurs dispose-t-on en médecine conventionnelle pour évaluer un dysfonctionnement hépatique ?

Les principaux signes biologiques portent sur 3 enzymes produites par le foie et dont la hausse dans le sang témoigne d'une souffrance hépatique :

- les transaminases, (principalement les ALAT ou SGPT et ASAT ou SGOT) ;
- les Gamma GT ;
- le phosphatase alcaline (PAL).

Attention, ces 3 enzymes évoluent en dehors des normes pendant la grossesse.

En cas de suspicion d'un problème hépatique, d'autres marqueurs sont également étudiés :

- **les troubles de la coagulation,** puisque le foie fabrique certains facteurs de coagulation comme la prothrombine ;

- **le taux d'albumine dans le sang.** Si le foie ne fabrique pas assez de cette protéine dont l'objectif est de retenir l'eau dans les vaisseaux, cela peut provoquer des œdèmes des membres inférieurs, de l'ascite (eau dans l'abdomen) ou des baisses de tension artérielle ;

- **la bilirubine conjuguée,** élaborée par les hépatocytes à partir d'une protéine et du pigment rouge des hématies, est éliminée par le foie, via la vésicule biliaire et donne sa coloration marron aux selles lorsqu'elle est évacuée normalement.

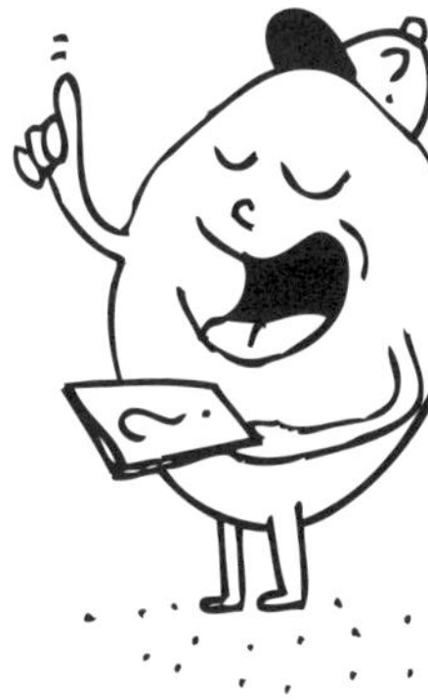

LES MALADIES DU FOIE ET DE LA VÉSICULE BILIAIRE

Quelles sont les causes ?

La cause principale de la maladie selon la naturopathie est l'encrassement du terrain. Nos liquides sont encombrés de déchets qui empêchent les cellules de fonctionner correctement. Cet encrassement est également une cause principale des maladies du foie et de la vésicule biliaire.

Le foie est conçu pour filtrer, neutraliser et éliminer les toxines et toxiques de notre organisme. Le problème est qu'**aujourd'hui la quantité de molécules toxiques qui se trouvent dans notre environnement et qui pénètrent dans nos organismes dépasse de beaucoup ses capacités d'élimination.**

Depuis une cinquantaine d'années, notre corps a dû faire face à une affluence de substances de synthèse provenant d'une industrialisation de l'agriculture et de l'alimentation, d'une alimentation excessive et inadaptée, d'une médicalisation croissante et d'une hausse de la pollution environnementale. Ces déchets viennent encombrer nos liquides et notamment notre sang qui est bien souvent plus épais qu'il ne devrait l'être. Sa vitesse de circulation à travers le filtre hépatique est donc ralentie et sa filtration amoindrie. Les déchets s'accumulent alors progressivement dans le foie puis dans le reste de notre organisme. Le foie est dépassé, fatigué, congestionné. C'est le début de la maladie.

Congestionné, notre foie va d'abord envoyer des signaux d'alerte qui peuvent se manifester comme nous l'avons abordé précédemment par des nausées, migraines après les repas, fatigue, langue blanche... Les symptômes sont les mots qu'utilise notre corps pour nous parler et que nous l'aidions à rétablir son fonctionnement optimal en éliminant les déchets qui l'encombrent.

Si nous ne réagissons pas, le foie congestionné va ensuite laisser apparaître des troubles fonctionnels : difficulté à digérer, lourdeurs, ballonnements après repas ou encore ralentissement ou accélération du transit selon le tempérament de l'individu. C'est la manifestation aiguë de la « maladie ». Ce sont les appels désespérés de notre foie qui voudrait que nous le mettions au repos pour qu'il puisse se régénérer et éliminer ses déchets. Il aimerait que nous arrêtions, un temps au moins, les mauvaises graisses, les mauvais sucres, l'alcool, que nous l'aidions à fonctionner avec une bouillotte, des plantes ou encore de l'activité physique. Si au lieu de ça, nous continuons nos erreurs de comportements, que nous ne l'entendons pas, alors le foie se fatiguera, sa vitalité sera de moins en moins forte. La maladie aiguë évoluera vers une pathologie chronique puis à terme vers une maladie lésionnelle comme la cirrhose ou le cancer. C'est ainsi qu'un profil rétracté, sédentaire et à l'alimentation inadaptée pourrait passer d'une congestion passagère à une congestion chronique puis à une stéatose (foie gras) qui pourrait dégénérer en cirrhose puis en cancer.

Cet encrassement du terrain est également très souvent à la cause des maladies de la vésicule biliaire. Ainsi un excès de déchets rejetés par le foie va générer une bile épaisse avec le risque de voir se former des calculs biliaires (lithiase) qui peuvent obstruer les voies biliaires (ictère, cholestase) et générer de nombreuses pathologies : attaque des tissus du foie par les toxiques et toxines, inflammation des cellules du foie (hépatites), de la vésicule, des voies biliaires, cirrhose ou cancer.

Insuffisance hépatique

Elle fait référence à une faculté réduite du foie dans la réalisation de ces fonctions. Cette insuffisance peut être héréditaire ou acquise comme nous l'avons vu. Ainsi les profils de type « rétracté » encore appelés les « neuro-arthritiques » auront une tendance constitutionnelle à l'insuffisance hépatique. Pour rappel, ce morphotype « rétracté » en naturopathie est une personne longiligne voire maigre, avec une tendance à l'affinement du bas de visage, aux extrémités froides, de nature frileuse, au teint plutôt pâle avec une tendance à la constipation et l'irritabilité.

Dans le cas d'une insuffisance hépatique constitutionnelle, la personne devra mettre en place des mesures d'hygiène de vie qui faciliteront le travail de son foie et éviteront de l'encrasser et l'empoisonner. Elle évitera autant que possible les mauvaises graisses, l'excès de viande rouge, les charcuteries, l'alcool, le tabac, les médicaments de confort et autres substances de synthèse. Nous approfondirons ces mesures au chapitre 4.

NB : on fait ici référence aux « petits hépatiques » héréditaires, comme les appelait P.-V. Marchesseau, et non pas aux insuffisances hépatiques terminales que l'on trouve dans les pathologies lésionnelles telles que le cancer ou la cirrhose.

Insuffisance biliaire

On parle d'insuffisance biliaire lorsque la production de bile par le foie est inférieure à 500 ml par jour.

Si la production de bile est trop faible, celle-ci ne se déversera pas en quantité suffisante dans le duodénum lors du passage du bol alimentaire.

Les conséquences peuvent être :

- **la difficulté à alcaliniser le bol alimentaire** ce qui rendra les digestions plus longues et difficiles avec pour résultat des fermentations, des gaz et la production de déchets ;

- **des troubles du transit** et notamment une constipation puisque la bile stimule le péristaltisme. Comme la bile émulsionne également les graisses, une évacuation insuffisante de bile générera des selles « grasses » ;

- **une difficulté à digérer** et absorber les lipides ;

- **une teneur de la bile plus élevée en cholestérol** puisque les sels biliaires dissolvent le cholestérol de la bile. De ce fait le risque est plus important de développer des calculs biliaires.

Stéatose

Également appelée maladie du « foie gras », la stéatose est caractérisée par l'infiltration et l'accumulation de graisse dans les cellules du foie. Elle est plus fréquente chez les personnes en surpoids, les obèses, les diabétiques et les consommateurs réguliers d'alcool. C'est une maladie du mode de vie qui arrive progressivement lorsque la consommation de sucre, d'alcool et de graisse est excessive. Ces éléments sont alors stockés dans les cellules hépatiques (puis dans le reste du corps lorsque le foie est trop « gras »). Il faut savoir en effet que l'excès de sucre est transformé en gras. Il n'est pas évacué par nos organes d'élimination mais stocké dans nos réserves, adipocytes et foie. Ainsi 2 g de sucre peuvent être stockés sous la forme d'1 g de gras dans le foie. La stéatose hépatique peut ainsi évoluer vers une cirrhose.

Cirrhose

C'est une maladie chronique et irréversible dans laquelle les cellules hépatiques dégénèrent. Cette maladie se développe lorsque le foie a été trop longtemps confronté aux poisons endogènes et exogènes et qu'il n'est plus capable de se régénérer. Les cellules du foie se détruisent et sont progressivement remplacées par du tissu fibreux. Le foie se fibrose, il devient dur et augmente de volume. C'est souvent l'aboutissement de plusieurs années de mauvaise hygiène alimentaire avec un excès de nourriture sucrée et de mauvaises graisses et une consommation trop importante d'alcool dans la majorité des cas (50 à 75 % des cas). Dans les autres cas, elle peut faire suite à une hépatite virale B ou C (15 à 25 % des cas), à une maladie génétique ou encore à une obstruction des voies biliaires. La cirrhose est irréversible, le foie qui a perdu la capacité de s'autorégénérer, mais on peut au moins éviter, par les mesures que nous verrons au chapitre 4, que les parties saines du foie ne dégénèrent elles aussi.

Cancer du foie

Il peut être primaire (dans ce cas, il prend naissance directement dans le foie et fait généralement suite à une cirrhose du foie) ou secondaire (20 à 50 fois plus fréquent) lors de la généralisation d'un autre cancer dans l'organisme.

Hépatites

C'est une inflammation du foie. Elle entraîne une destruction d'un nombre assez important de cellules hépatiques. La plupart du temps, les hépatites se résorbent sans laisser de séquelles, si elles durent plus de 6 mois on parlera d'hépatite chronique. Dans 75 % des cas, elle est la conséquence d'une hépatite B ou C. L'hépatite fulminante est très rare est se caractérise par une insuffisance majeure du foie qui ne peut plus remplir ses fonctions vitales. La destruction du foie dans ce dernier cas est importante et la transplantation est bien souvent la seule solution.

La plupart des hépatites sont d'origine virale. Le virus peut se transmettre par le biais des aliments ou d'une eau contaminée, c'est le cas des hépatites A et E, par le sang (transfusion, piqûre, drogue) dans le cas des hépatites B et C. L'hépatite peut également est transmise par contact sexuel pour l'hépatite B.

Il existe également les hépatites toxiques qui sont dues à la consommation excessive d'alcool, à un empoisonnement alimentaire, médicamenteux ou accidentel.

L'hépatite peut également faire suite à une obstruction des voies biliaires par un calcul ou une tumeur. Elle peut également résulter d'une stéatose.

Une hépatite grave peut déboucher sur une cirrhose.

Troubles de la vésicule biliaire

La lithiase biliaire est une maladie caractérisée par la présence de calculs biliaires (sortes de petits grains plus ou moins pétrifiés dans la vésicule biliaire ou les voies biliaires).

Les calculs biliaires sont composés d'un pourcentage variable de calcium, de cholestérol et de bile. Ainsi, les deux types de calculs les plus fréquemment retrouvés sont :

- **les calculs de cholestérol** : constitués en grande partie de cholestérol (80 à 95 %), ils représentent la majorité des calculs biliaires. Ils sont plutôt mous et sont dus à un excès de cholestérol dans la bile ;
- **les calculs de pigments biliaires**, constitués en grande partie de bilirubine.

Si les calculs biliaires se situent à l'intérieur de la vésicule biliaire, ils peuvent passer totalement inaperçus et être asymptomatiques. Au départ les calculs sont de très petite taille, comme des petits grains de sable, ils peuvent être très nombreux, mais

POUR QUELLES RAISONS DES CALCULS BILIAIRES SE FORMENT-ILS ?

Les facteurs les plus courants sont :

- une alimentation trop riche en mauvais gras, en mauvais sucres, en protéines animales, en sel, et trop pauvre en fibres ;
- le surpoids et l'obésité ;
- la pilule contraceptive et le traitement hormonal de la ménopause qui amènent un excès d'hormones et donc un excès de cholestérol qui composent ces hormones ;
- certains médicaments, tels que les statines qui amènent un excès de cholestérol à évacuer de l'organisme par la bile ;
- le diabète ;
- l'inactivité physique est un grave facteur de risque ;
- une prédisposition génétique ;
- des pathologies qui impliquent une surproduction de bilirubine (anémie hémolytique chronique).

sont susceptibles ensuite d'atteindre la taille d'une balle de golf.

Ces calculs peuvent être anodins, d'ailleurs la plupart d'entre nous en possèdent sans même le savoir, mais ils peuvent également causer de graves problèmes de santé.

Certains calculs peuvent causer une douleur intense lors de la contraction et de la vidange de la vésicule biliaire. C'est ce que l'on nomme une **colique hépatique ou vésiculaire**. Elle peut durer de 30 min à 4 h avec une douleur brutale et intense sous les côtes à droite qui peut irradier dans le dos et jusqu'à l'omoplate.

Ensuite le calcul est évacué et la douleur disparaît. S'il n'est pas évacué, la colique hépatique peut évoluer en **cholécystite aiguë**. Le calcul continue de bloquer le canal cystique, la bile ne peut pas être évacuée et elle s'infecte au sein de la vésicule biliaire. Si ce sont les voies biliaires qui s'infectent, on parle d'**angiocholite**. Il s'agit évidemment d'une urgence médicale, puisque la vésicule infectée peut éclater dans l'abdomen et générer une **péritonite** pouvant aller jusqu'à la **septicémie**.

Les calculs biliaires peuvent également engendrer une **pancréatite** si le calcul bouche l'évacuation des sucs pancréatiques voire dans le stade le plus grave un **cancer de la vésicule biliaire** par irritation constante de la vésicule par les calculs.

L'obstruction des voies biliaires à l'intérieur ou l'extérieur du foie peut également avoir comme conséquence de diminuer voire même d'interrompre la sécrétion de bile dans les intestins, c'est la **cholestase**. Dans ce cas-là, les acides biliaires, au lieu d'être évacués par la bile dans les intestins, vont s'accumuler dans les voies biliaires et passer dans le sang et les tissus. La présence de sels biliaires et plus précisément de bilirubine dans le sang donnera à notre peau une couleur jaunâtre et une conjonctive de l'œil. On appelle cela la jaunisse ou l'**ictère**. L'ictère n'est pas toujours la résultante d'une obstruction des canaux hépatiques et biliaires. La cause peut être inflammatoire, hépatite ou cirrhose plus précisément. Des démangeaisons intenses peuvent apparaître. Il s'agit aussi ici d'une urgence médicale. Cette jaunisse peut être bénigne ou maligne selon le degré de l'intoxication biliaire.

Éviter ces pathologies, est-ce possible ?

Comme on le constate, les maladies du foie et de la vésicule biliaire sont majoritairement et intimement liées à nos comportements et à notre mode de vie. Tant mieux parce que cela veut dire qu'il suffit de connaître les comportements à adopter pour éviter ces pathologies ! C'est ce que nous allons voir en détail dans le chapitre suivant. Nous allons apprendre à chouchouter notre foie, à le drainer, à le régénérer pour qu'il nous permette d'être en meilleure santé.

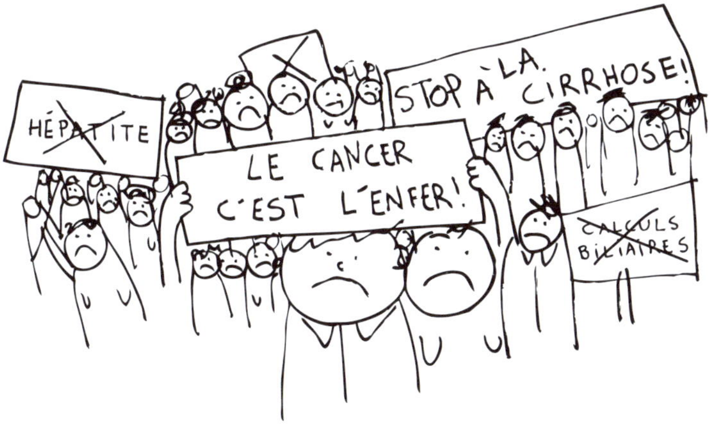
HÉPATITE
LE CANCER C'EST L'ENFER!
STOP À LA CIRRHOSE!
CALCULS BILIAIRES

PRÉSERVER LA SANTÉ DE SON FOIE, C'EST MIEUX !

Nous allons aborder dans cette partie les comportements et habitudes d'hygiène de vie à mettre en place afin de prendre soin de son foie et d'optimiser son fonctionnement. Ces comportements sont valables pour tous en prévention. Ils sont d'autant plus importants pour les personnes ayant une faiblesse hépatique. C'est notamment le cas pour les personnes de type «rétracté». Il est donc indispensable de ménager son foie et de renforcer sa fonction hépato-biliaire.

Ces mesures d'hygiène de vie doivent également être adoptées dès les premières manifestations physiopathologiques chez l'individu, c'est-à-dire dès l'apparition de signes d'alerte ou de maladie aiguë du foie et/ou de la vésicule biliaire. Dans les cas où une intervention médicale est nécessaire, ces comportements d'hygiène de vie doivent être maintenus pour mettre le foie au repos, éviter de trop le solliciter avec un excès de déchets à gérer, l'accompagner dans ses fonctions d'élimination et le régénérer.

En effet, même lorsqu'il est endommagé et que des cellules hépatiques sont détruites, rien n'est perdu pour notre foie puisqu'il est un des seuls organes de notre corps qui possède l'incroyable pouvoir de se régénérer ! Cela signifie que si une partie de notre foie est détruite à cause d'une maladie ou d'un accident, celui-ci pourra se réparer, «repousser» et retrouver l'intégrité de son anatomie et de sa fonctionnalité. Si on réalise une ablation, un foie peut reprendre sa masse complète tant qu'il reste au moins 25 % de cet organe en bonne santé. Ce phénomène est possible car les hépatocytes peuvent se diviser de nombreuses fois.

Notre foie est donc en mesure de recréer ses cellules et réparer ses tissus. Comment ? Si nous lui en donnons les moyens en respectant les règles d'hygiène de vie adaptée à sa physiologie, en limitant son exposition aux toxiques et toxines, en le mettant en repos, et en lui permettant de s'auto-désintoxiquer.

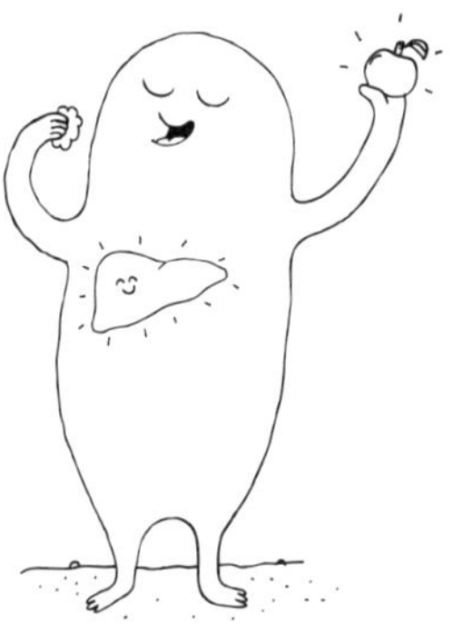

STOP AUX TOXIQUES !

Environnementaux

Depuis plus d'une cinquantaine d'années, notre environnement est de plus en plus pollué, principalement du fait des activités humaines : industrialisation des modes de production, de culture et d'élevage, hausse du nombre de véhicules, industries d'extraction, de transformation, de combustion…

Ces activités polluent nos sols puis les nappes phréatiques, et de ce fait l'eau et les aliments que nous consommons. Elles dégagent également des particules physiques et des molécules chimiques qui polluent l'air que nous respirons. La nature est détériorée et avec elle notre santé. Nous souffrons de cette exposition aux produits toxiques à laquelle notre foie est quotidiennement confronté.

Or, notre santé est directement liée à celle de l'environnement. Prendre soin de nous signifie donc commencer par prendre soin de la nature dont nous sommes issus et au sein de laquelle nous vivons. Des démarches éco-responsables naissent tous les jours sur des initiatives individuelles et collectives afin de limiter notre impact sur notre environnement. C'est dans cette logique globale qu'il convient à mon sens de s'inscrire si nous souhaitons réduire notre exposition aux toxiques et retrouver notre santé globale.

Au quotidien et de façon concrète, comment limiter son exposition aux toxiques environnementaux ? (voir encadré p. 56).

L'atmosphère

Au niveau atmosphérique, quels sont les polluants principaux et quelle est leur provenance ?

Ces poisons se retrouvent dans l'air, mais également dans l'eau et nos aliments. Que faire pour les éviter au quotidien ?

À moins de pouvoir choisir de vivre en pleine nature dans un lieu peu pollué, il est autrement difficile d'agir à court terme sur notre exposition au cortège de polluants de nos vies urbaines. Nous pouvons par contre agir sur le moyen et le long terme en adoptant des comportements qui permettront de diminuer notre impact négatif sur l'air que l'on respire et qui oxygène chaque cellule de note corps. Les modes de déplacement collectifs pour limiter les émissions de particules fines (covoiturage, transport en commun,…) ou encore mode de chauffage écologique (énergies renouvelables,..) font partie de ces nouvelles attitudes responsables. Ce n'est pas le sujet de ce livre mais c'est un sujet passionnant que je vous invite à creuser.

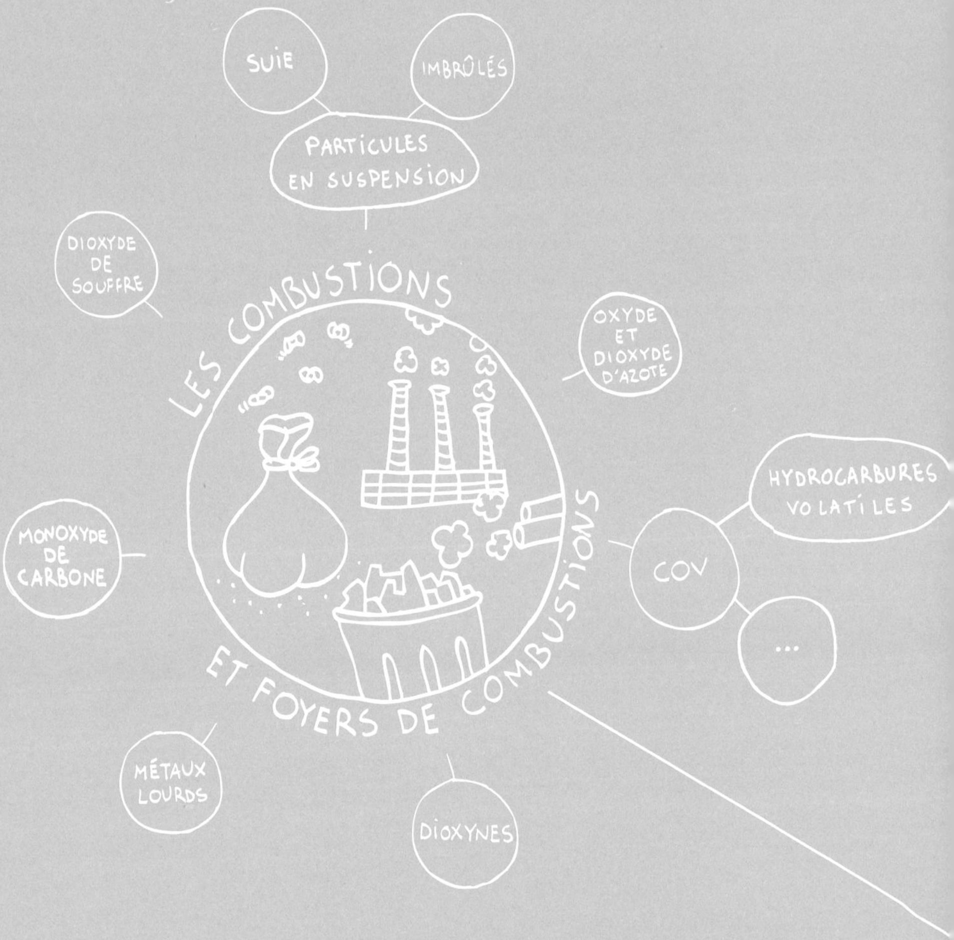

Les polluants environnementaux

(source du schéma : www.notre-planete.info/environnement/pollution_air/pollution-atmospherique.php)

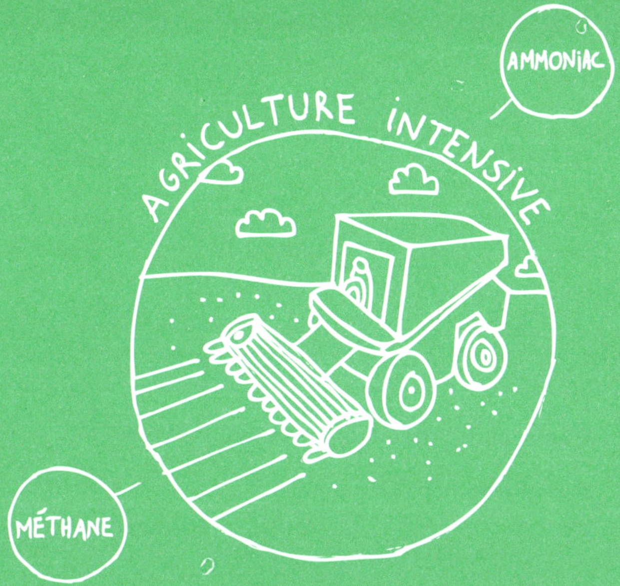
AGRICULTURE INTENSIVE
AMMONIAC
MÉTHANE

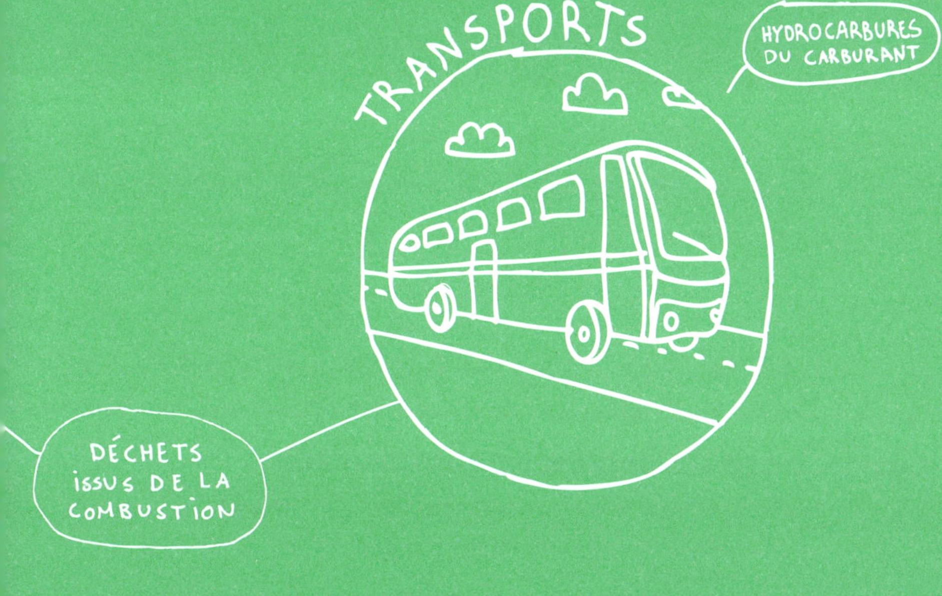
TRANSPORTS
HYDROCARBURES DU CARBURANT
DÉCHETS ISSUS DE LA COMBUSTION

Le saviez-vous ?

Si l'air extérieur est pollué, l'air de nos intérieurs l'est souvent davantage ! Pas uniquement au sein de notre habitation mais également sur notre lieu de travail, dans les transports en commun, à l'école, dans les magasins. Nous passons en moyenne près de 80 % de notre temps dans des lieux fermés. Les polluants chimiques de nos intérieurs proviennent des appareils de chauffage et (heureusement de plus en plus rare) de production d'eau chaude vétustes (monoxyde de carbone), des matériaux utilisés dans les peintures, colles, produits de nettoyage, parfums chimiques (composés organiques volatils ou COV), d'anciennes peintures (plomb), du tabagisme passif ou encore du plastique (phtalates).

QUE FAIRE POUR RÉDUIRE CETTE POLLUTION INTÉRIEURE ?

- Privilégiez autant que possible l'achat de produits contenant le moins de polluants possible. Choisissez des peintures et des produits d'entretien naturels, biologiques, sans produits chimiques. Redécouvrez les pouvoirs magiques du citron et du vinaigre blanc pour assainir et nettoyer votre maison de manière économique et écologique. Le bicarbonate de soude est également un incontournable de la propreté au naturel. L'étiquette COV que vous trouverez sur tous les produits vous renseignera sur le degré d'émission en composés organiques volatiles (COV) sur une échelle de A + (émissions très faibles) à C.
- Désinfecter et désodoriser votre intérieur en diffusant régulièrement des huiles essentielles telles que le citron, l'orange amère, la lavande vraie ou encore le pin ou l'eucalyptus. À déconseiller cependant en présence de femmes enceintes et d'enfants en bas âge.
- Installez des appareils fiables (chauffage, ventilation...) et entretenez-les régulièrement.
- N'oubliez pas d'aérer quotidiennement votre lieu de vie, au minimum 15 minutes par pièce et par jour.

COMMENT CONSOMMER UNE EAU DE QUALITÉ ?

Notre eau du robinet est certes potable sur le plan bactériologique, mais elle contient des résidus de métaux lourds comme le plomb, le nitrate ou le chlore. Par ailleurs les résidus médicamenteux ou hormonaux ne font pas partie du cahier des charges d'une eau dite potable et ne sont donc pas pris en compte. Sont-ils pour autant anodins pour notre santé ? Les eaux de source achetées en magasins biologiques sont intéressantes mais le fait qu'elles soient embouteillées dans du PolyEthylène Terephtalate (PET) nous exposerait à certains perturbateurs endocriniens qui pourraient être nocifs pour notre corps (Source : étude menée en 2009 par 2 chercheurs de l'université de Goethe à Francfort.) Je vous conseille autant que possible de filtrer votre eau du robinet. Le filtre au charbon actif végétal est intéressant et économique pour absorber la plupart des contaminants. Vous pouvez le fixer avec une bague sur votre robinet (à changer tous les 3 mois). Plus efficace encore, équipez-vous d'un purificateur d'eau à osmose inversée qui s'installe directement sur votre arrivée d'eau sous l'évier. Il filtrera même les résidus non testés comme les hormones de synthèse, les résidus médicamenteux et les pesticides.

L'eau

En ce qui concerne l'eau, il existe en France une contamination généralisée des eaux de surface et des littorales ainsi que des eaux souterraines. Les pesticides, et donc le mode de production agricole, interviennent dans près d'un quart des causes de non-conformité des eaux destinées à l'alimentation des individus de notre territoire.

Si nous souhaitons bénéficier d'une eau de consommation de qualité, commençons par arrêter de consommer les produits issus de l'agriculture intensive qui polluent les sols et les nappes phréatiques. Choisissons si possible des produits issus de l'agriculture biologique, bénéfique à la santé de nos sols (en plus d'être bien évidemment favorables à notre santé en réduisant les pesticides et autres résidus chimiques dans notre organisme).

N'oublions pas que, comme le disait Coluche, «nous avons un bulletin de vote 3 fois par jour dans notre assiette». Nos choix en tant que consommateur sont en partie responsables du monde dans lequel nous vivons. Si nous n'achetons plus les saumons élevés massivement en Norvège et chargés en métaux lourds, si nous ne choisissons plus les fruits et légumes issus de productions industrielles et cultivés sans voir le soleil dans des serres chauffées, génératrices d'effet de serre, et « biberonnés » aux pesticides, alors petit à petit les modes de production changeront pour correspondre à notre demande.

Comportementaux

Le stress

Lorsque nous faisons face à une situation de stress, la première réponse de notre organisme est de mobiliser ses ressources pour pouvoir combattre ou fuir la source du problème :
- notre système nerveux stimule les glandes surrénales qui libèrent de l'adrénaline afin de décupler nos capacités réactives (force musculaire, perception et réflexes) ;
- notre foie dégrade sa réserve de glycogène et libère du glucose dans le sang pour mettre du carburant à disposition de nos muscles en vue de la fuite ou du combat.

Si ce stress s'installe dans la durée ou se répète régulièrement, cela fatiguera notre foie qui devra dégrader son glycogène en priorité par rapport à toutes ses autres fonctions.

En effet, la priorité de notre organisme est de maintenir ses fonctions vitales qui permettront de répondre à l'agression. Les autres fonctions telles que la digestion seront interrompues. L'organisme stoppe ainsi les sécrétions digestives telles que la bile. C'est pour cela que dans une situation de stress, les digestions ne peuvent pas s'effectuer correctement et sont à l'origine de fermentations et putréfactions digestives, elles-mêmes à l'origine de la congestion hépatique.

À noter : *les sources de stress peuvent être psychiques, mais un stress physique générera les mêmes réactions au niveau de notre organisme comme la pratique d'un sport de manière trop intensive.*

Les cosmétiques et médicaments

La plupart des produits d'hygiène et de cosmétique contiennent des substances nocives pour notre foie et notre corps. Des substances qui peuvent être irritantes, allergènes, toxiques ou encore potentiellement cancérogènes comme :
- diéthyl phtalates pour fixer le parfum ;
- silicones pour donner de la texture à nos crèmes, déodorants et shampoings ;
- parabène pour la conservation des cosmétiques ;
- triclosan comme conservateur antibactérien dans les dentifrices, fond de teint et autres savons antibactériens ;
- oxybenzone dans les crèmes solaires.

La liste des substances toxiques présentes dans nos produits cosmétiques est malheureusement encore longue. Ces substances sont pour la plupart des perturbateurs endocriniens. Ce sont des substances chimiques qui prennent la place de nos propres hormones et interfèrent sur le fonctionnement normal du système glandulaire. Ils pourraient générer des cancers hormono- dépendants (cancer du sein, de l'utérus, de la prostate...) ainsi que des problèmes de fertilité, du diabète ou encore d'obésité. Une étude américaine menée par l'université de Berkeley et la Clinica de Salud del Valle de Salinas, en Californie[1], sur 100 adolescentes a montré qu'une grande partie des perturbateurs endocriniens présents dans l'organisme pourrait être éliminée en choisissant des produits d'hygiène et de cosmétiques bio. Les résultats montrent qu'au bout de seulement 3 jours d'usage de produits biologiques sans phtalates, sans parabène, sans triclosan et sans oxybenzone, ces substances dans l'organisme des adolescentes avaient baissé respectivement de 27 %, 45 %, 36 % et 36 %.

Soyez donc vigilants sur ces produits et essayez autant que possible d'en choisir des biologiques ou même de les fabriquer vous-même naturellement. La peau n'est pas une surface imperméable. C'est le plus grand de nos organes et c'est

Préparer ses cosmétiques « maison »

- Remplacez vos crèmes de jour, de nuit, de corps et autre sérum par une huile végétale biologique pressée à froid d'avocat, de rose musquée ou encore de jojoba.
- Faites un masque hydratant pour vos cheveux : appliquer de l'huile végétale biologique d'argan sur les longueurs le soir avant de vous coucher. Mettez une serviette éponge sur votre oreiller et laver vos cheveux à votre réveil.
- Fabriquez votre dentifrice : mélangez dans un bocal stérilisé ½ verre d'eau, 3 cuil. à soupe d'argile blanche en poudre, 1 cuil. à café de bicarbonate de soude alimentaire, 2 gouttes d'huile essentielle de citron biologique.
- Une goutte d'huile essentielle de palmarosa sous les aisselles remplacera votre déodorant en évitant le développement bactérien et donc les mauvaises odeurs.[2]

[1] Source de l'étude : http://news.berkeley.edu/2016/03/07/cosmetics-chemicals/

[2] Les huiles essentielles sont à utiliser avec précaution, à éviter pour les enfants, les femmes enceintes et en cours d'allaitement.

une surface d'échanges constants entre l'intérieur et l'extérieur de notre corps. Elle laisse passer de nombreuses substances que nous lui appliquons. Pour le comprendre, appliquez quelques gouttes d'huile essentielle de menthe poivrée sous votre plante des pieds, au bout de quelques minutes vous soufflerez une haleine mentholée ! Ce test n'est évidemment pas à faire si vous êtes enceinte ou allaitante. Nous ne devrions appliquer sur notre peau que ce que nous serions capable d'ingérer et qui serait bon pour notre organisme.

Pour ménager votre foie, évitez également l'automédication lorsque c'est possible et que vous pouvez avoir recours à une méthode de soin naturelle qui n'intoxiquera pas votre foie et ne créera pas d'effets secondaires. Le Doliprane® à la moindre douleur ou l'antibiotique en recours systématique devraient être évités.

La majorité des antibiotiques que nous ingérons aujourd'hui ne provient cependant pas de notre consommation directe mais de celle de produits et sous-produits animaux, ceux-ci ayant été traités avec des antibiotiques. On en revient à la nécessité de consommer des produits et sous-produits animaux biologiques.

LE SAVIEZ-VOUS ? LE VIN ROUGE EST MEILLEUR QUE LE VIN BLANC

Le vin rouge est plus riche en tanins et polyphénols qui sont des substances antioxydantes intéressantes pour notre santé et notamment la prévention des maladies cardiovasculaires. Pourquoi en possède-t-il davantage que le vin blanc ? Parce que pour produire le vin rouge on laisse macérer le jus de raisin avec la peau et les pépins qui en regorgent.

Le vin blanc, davantage que le vin rouge, est par ailleurs additionné en sulfites, qui sont des conservateurs et qui peuvent causer des maux de tête, des allergies ou encore des intolérances.

Si on veut consommer du vin de façon occasionnelle, on privilégiera donc un vin rouge, de qualité et issu de l'agriculture biologique afin de limiter les résidus toxiques.

L'alcool

Que se passe-t-il concrètement lorsqu'on boit un verre d'alcool ? Celui-ci passe très rapidement la paroi de l'estomac et celle de l'intestin grêle pour se retrouver dans la circulation sanguine. Notre foie neutralise environ 90 % de l'éthanol circulant, les 10 % restants étant évacués par les poumons et plus précisément lors de l'expiration sous la forme d'alcool volatile. Il faut donc 1 heure de travail à notre foie pour dégrader une unité d'alcool (un verre de vin ou un demi de bière, par exemple). Durant ce temps, le foie ne pourra pas effectuer ses nombreuses autres fonctions car la priorité sera de neutraliser et éliminer ce poison hors de l'organisme.

Si la quantité d'alcool est importante, le foie ne pourra pas entièrement le métaboliser et l'excès passera dans la circulation générale et nuira au fonctionnement du cœur et du cerveau notamment.

Lorsque le foie est forcé de neutraliser de l'alcool de façon continue, ses cellules souffrent et peuvent être détruites. Certaines enzymes fabriquées par le foie pour lui permettre de transformer et neutraliser l'alcool vont également favoriser la synthèse des acides gras et donc le dépôt de graisses dans le foie (stéatose). Cela peut dégénérer vers une inflammation avec une hépatite alcoolique ou la formation de tissu cicatriciel permanent dans le foie (la cirrhose). Il est alors impératif d'arrêter totalement la consommation d'alcool et de mettre en place les mesures d'hygiène alimentaire et physique pour permettre au foie de se régénérer lorsque c'est encore possible.

La consommation d'alcool devrait être occasionnelle, modérée et prise au cours d'un repas car les aliments ralentissent le passage de l'alcool dans le sang.

Le tabac[1]

Le tabagisme actif mais également passif sont bien évidemment délétères pour notre foie ainsi que pour tout notre organisme.

Le premier toxique de la cigarette est la nicotine contenue dans le tabac. C'est un alcaloïde puissant très nocif pour notre corps et entraînant la dépendance. La cigarette contient également de très nombreuses substances ajoutées au tabac par les industriels : les additifs. Ce sont des agents de saveur et de texture, des arômes, l'ammoniaque pour renforcer la dépendance ou encore des substances pour masquer le goût et éviter l'irritation des voies respiratoires...

La combustion de la cigarette libère de la fumée constituée de nombreuses particules et gaz toxiques : goudrons cancérigènes, métaux lourds (cadmium, nickel,...), gaz toxiques (monoxyde de carbone, oxyde d'azote, ammoniac,...), etc. L'autorité de régulation sanitaire américaine, la FDA (Food and Drug Administration), a identifié 93 composants « dangereux ou potentiellement dangereux » pour la santé humaine dans la fumée de cigarette.

La combustion du tabac provoque aussi la création d'irritants des muqueuses respiratoires (acétone, phénols, acide cyanhydrique).

[1] Sources pour ce paragraphe : www.ipubli.inserm.fr

LE FOIE ET L'ALIMENTATION

Le comportement nutritionnel de l'individu est fondamental dans la bonne santé de notre foie. Bien souvent les maladies du foie et de la vésicule biliaire sont causées par une alimentation excessive, indigeste, non adaptée à notre physiologie digestive. Quels sont donc plus précisément les aliments à éviter et ceux à privilégier ?

Les ennemis du foie

Le sucre

L'un des principaux ennemis du foie dans notre alimentation est le sucre. Et ceci lorsqu'il est mauvais en terme de qualité (sucre industriel) mais également lorsqu'il est consommé de manière excessive, qu'il s'agisse de sucre naturel présent dans les aliments ou du sucre industriel ajouté aux préparations et boissons.

Aujourd'hui la consommation moyenne de sucre en France est passée de 5 kg/an/habitant en 1850 à près de 35 kg/an/habitant aujourd'hui. Elle a augmenté de 45 % ne serait-ce que sur les 30 dernières années. Cela correspond à une moyenne journalière de 100 g de sucre par personne alors même que l'Organisation mondiale de la santé (OMS) recommande 25 g/jour/pers. Nous en consommons 4 fois trop.

Quel est l'impact de cette surconsommation de sucre sur notre foie ? Comme nous l'avons vu, le foie joue un rôle essentiel dans la régulation de notre taux de sucre dans le sang. Il va ainsi stocker l'excédent de sucre sous la forme de glycogène qu'il dégradera quand les cellules auront besoin de glucose. Si notre consommation de sucre dépasse ses capacités de stockage en glycogène, cet excédent sera stocké sous forme de graisse dans le foie ainsi que dans les adipocytes. C'est le début de la stéatose, la maladie du foie gras.

Où se cache, dans notre alimentation, tout ce sucre que nous ingurgitons ? Aujourd'hui nous en trouvons presque partout : sous sa forme naturelle dans les fruits, les légumes, les céréales, les légumineuses, les laitages mais surtout, ce qui est problématique, nous en retrouvons sous forme de sucre ajouté et raffiné dans les pâtisseries, les sodas, les jus de fruits, les biscuits, les glaces, les céréales de petit déjeuner, les desserts industriels ainsi que cachés dans la quasi-totalité des plats et produits industriels. Ainsi, 70 % du sucre que l'on consomme est ingéré indirectement, c'est-à-dire sans même que l'on ait conscience d'en manger (voir illustration ci-contre) !

Si le glucose est un carburant vital pour notre organisme, le sucre ajouté dans tous les produits provenant

LE SAVIEZ-VOUS ? QUEL EST LE NOMBRE DE MORCEAUX DE SUCRE PRÉSENTS DANS CES PLATS ?

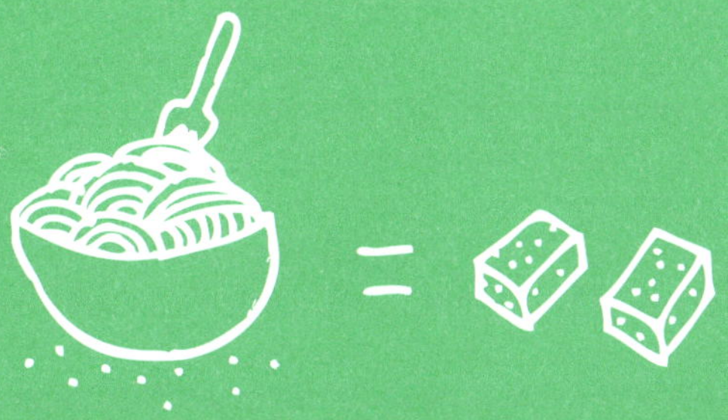

Un plat préparé de pâtes à réchauffer au micro-ondes contient 10 g de sucre.

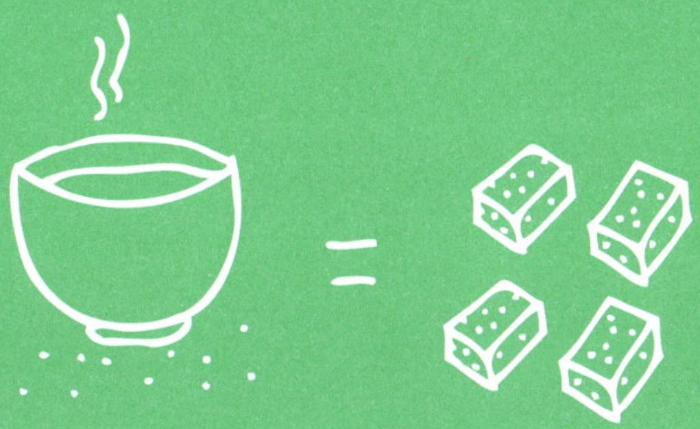

Un grand bol de soupe industrielle contient en moyenne 20 g de sucre.

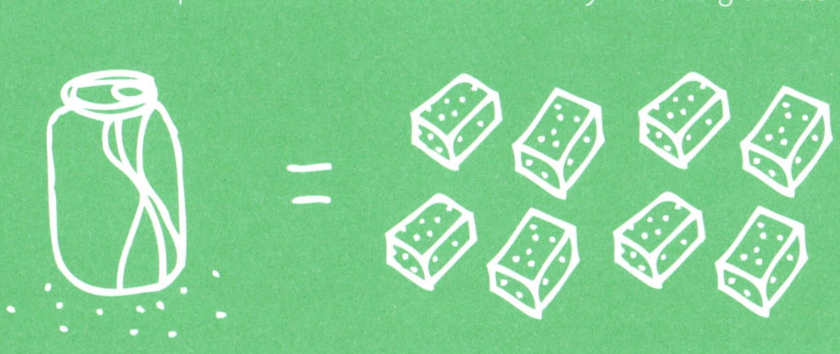

Une canette de Coca-Cola® (non light) contient 42 g de sucre.

de l'industrie agroalimentaire est très néfaste pour notre organisme. Il s'agit d'un sucre raffiné, fabriqué de manière industrielle à partir de la betterave ou de la canne à sucre. Décoloré, chauffé, désodorisé, le sucre blanc qui en résulte est un produit vide de nutriments, dépossédé de ses vitamines, de ses fibres ou encore de ses minéraux dans le processus de raffinage. Ce sucre blanc n'apporte donc aucun élément nutritif à notre corps, pire sa digestion va demander à notre corps d'utiliser ses propres minéraux, ce qui amène une déminéralisation et une acidification du terrain de l'individu. Alors pourquoi est-il autant utilisé ? Parce que c'est un exhausteur de goût et un conservateur qui ne coûte pas cher à l'industrie agroalimentaire qui en met donc partout ! Au même titre d'ailleurs que le sel, tout aussi problématique pour notre santé.

Les aliments transformés par l'industrie agroalimentaire

Ils devraient être limités autant que possible et idéalement supprimés de notre alimentation. Au-delà de tout ce sucre raffiné qu'ils cachent, ils contiennent également un grand nombre de molécules chimiques bio-indégradables que notre foie devra neutraliser et éliminer. Ces substances ajoutées sont destinées à rendre la préparation industrielle attirante (agents de textures, colorants, etc.), à lui donner davantage de goût (arômes, sucre et sel que l'on nomme exhausteurs de goût), à conserver le produit dans le temps sans qu'il ne soit attaqué par des bactéries (conservateurs, mais aussi le sucre et le sel raffinés sont également systématiquement ajoutés dans les préparations industrielles car ils conservent les aliments). Toutes ces substances de synthèses surchargent notre foie.

De plus ces aliments « tout prêts » sont riches en acides gras trans. Ce sont des graisses qui ont été transformées par l'industrie agroalimentaire, elles ont été hydrogénées, afin de supporter les hautes températures. Leur structure moléculaire a été modifiée et notre corps ne reconnaît pas cette sorte de lipides qu'il stockera dans ses adipocytes ou dans le foie. On les retrouve également en général dans les margarines (même bio !), les huiles raffinées, les préparations industrielles à base de graisses végétales, les biscuits, pâtisseries, pâtes à tarte, viennoiseries, pâte à tartiner ou encore produits laitiers UHT ou pasteurisés. Un excès de consommation de ces mauvaises graisses sera néfaste pour notre foie et notre santé globale.

Les faux aliments : thé, café, chocolat

Tout comme l'alcool et le tabac, le thé, le chocolat et le café sont des produits que l'on consomme pour stimuler nos aptitudes physiques et/ou psychiques. Ils sont excitants car ils sont toxiques. Leur substance active (la théine, la caféine ainsi que la théobromine pour le chocolat) font partie de la famille des alcaloïdes qui sont des poisons pour notre foie. L'effet «coup de fouet» ressenti après la consommation de ces faux aliments est en réalité la réaction de notre organisme face à un stress, ces molécules toxiques, qu'il cherche à éliminer. De plus, ces substances bloquent la digestion et favorisent les fermentations.

Si la théine est un alcaloïde toxique pour notre foie, est ce que tous les thés se valent ? Non. Ce sont les thés noirs qui sont les plus concentrés en théine et que je vous conseille de remplacer par du thé vert, du thé blanc ou encore du thé rouge (rooïbos). Le thé vert contient moins de théine et il a un pouvoir deux fois plus antioxydant que le thé noir, ce qui est très intéressant pour notre organisme. Le thé blanc en possède très peu et le thé rouge quant à lui n'en possède pas du tout. Il n'est en réalité pas issu du théier mais d'un petit arbuste d'Afrique du Sud dont on laisse fermenter les feuilles.

Un thé sans théine, c'est possible !

Pour réduire au maximum la concentration en théine de votre thé, servez-le à la méthode asiatique traditionnelle ! Versez de l'eau bouillante sur votre thé, laissez-le infuser environ 30 secondes puis jetez cette première eau. Une méthode très efficace pour déthéiner votre thé. Il ne vous reste plus qu'à remettre de l'eau bouillante, laisser infuser quelques minutes et boire votre thé qui sera largement déthéiné !

En ce qui concerne le café, en plus de contenir un alcaloïde (la caféine), il contient des substances toxiques issues de la torréfaction du grain de café. La caféine empêche l'assimilation du fer, stoppe les sécrétions digestives et interrompt ainsi la digestion. Cela donne lieu à des fermentations et/ou putréfactions digestives et donc à des poisons comme les indoles ou les scatoles qui rejoindront le foie si la barrière intestinale fragilisée leur permet le passage dans la circulation sanguine.

En effet, on ne peut pas parler de la santé du foie sans parler de celle de l'intestin. Ces deux organes sont intimement liés et mettent en place un cercle qui peut être vertueux ou vicieux (voir illustration page suivante).

La santé de nos intestins est aussi primordiale pour un bon fonctionnement hépato-biliaire.

Entretenir ses intestins pour soigner son foie

Des erreurs dans notre comportement alimentaire (choix, quantité et associations d'aliments) génèrent des digestions lentes et difficiles, déséquilibrent notre flore intestinale (un excès de sucre favorise une flore de fermentation, un excès de protéines une flore de putréfaction) et favorisent la porosité de notre muqueuse intestinale. Or, cette paroi est notre dernier rempart entre ce qui se trouve dans notre intestin, toujours considéré comme l'extérieur de notre corps, et l'intérieur de notre corps. Elle joue un rôle primordial de filtre puisqu'elle doit laisser les bons nutriments qui iront nourrir toutes nos cellules, et empêcher le passage des molécules indésirables. La sélectivité de cette barrière intestinale est donc la clé pour éviter de surcharger notre sang et donc notre foie en déchets. Lorsque cette barrière dysfonctionne et qu'elle laisse passer les molécules indésirables dans notre sang, on parle d'hyperperméabilité, ou plus exactement de **dysperméabilité intestinale.**

La première règle pour entretenir son foie est donc de mettre en place une hygiène alimentaire qui limite l'apport de déchets exogènes, qui facilite la digestion pour éviter la production de déchets endogènes (les fermentations et putréfactions intestinales), qui entretienne une flore intestinale bénéfique et la santé de notre muqueuse intestinale.

L'alimentation hypotoxique

C'est littéralement une alimentation qui génère le moins de toxiques et de toxines possible. Elle permet donc autant d'éviter au maximum l'encrassement de notre organisme et de ne pas épuiser nos organes de digestion et d'élimination. Elle s'inspire de l'approche nutritionnelle du Dr Jean Seignalet et de l'hygiène alimentaire naturopathique.

Elle repose ainsi sur plusieurs principes :

- **éviter les aliments ennemis du foie** dont nous avons parlé précédemment : les faux aliments (thé noir, café, chocolat, alcool), l'excès de graisses saturées (produits laitiers entiers, viandes grasses, fromage, viande, charcuteries,...), les acides gras trans (margarine, huiles raffinées, pâte à tartiner,...), les produits issus de l'agriculture intensive et de l'agroalimentaire chargés de substances chimiques nocives (pesticides, antibiotiques, additifs,...) et transformés, ainsi que les sucres raffinés (biscuits, sodas, viennoiseries, céréales du petit déjeuner, confiture, produits industriels,...) ;
- **privilégier une alimentation biologique, la plus naturelle et la moins transformée possible.** L'objectif est de s'assurer la présence de nutriments : vitamines, minéraux, antioxydants présents dans les aliments et réduire l'impact négatif des produits chimiques sur notre corps ;
- **éviter le lait de vache et ses sous-produits** (fromage, yaourt,...) : le lait de vache est trop riche en facteurs de croissance, le sucre du lait (lactose) est difficile à digérer et crée

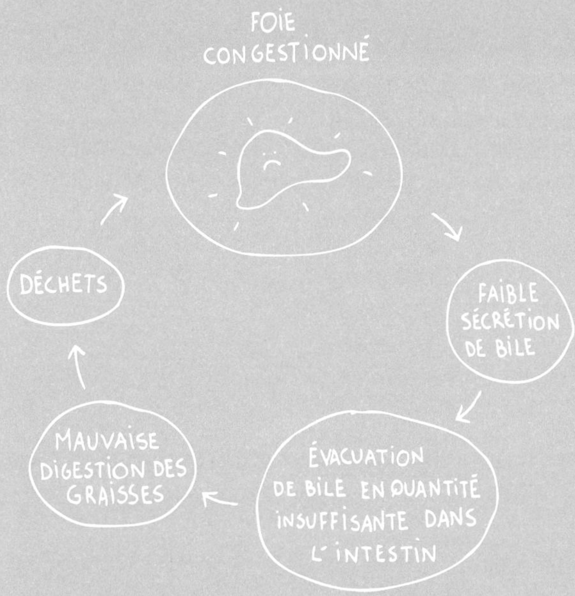

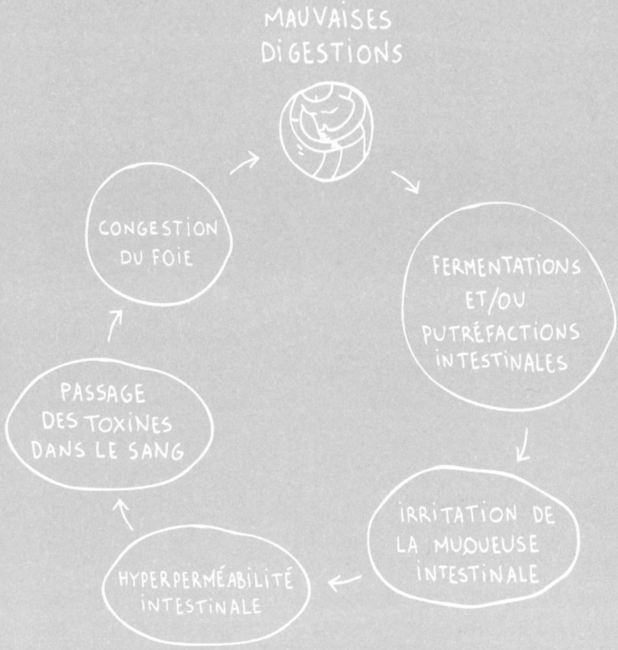

La santé du foie

des fermentations qui favorisent la porosité intestinale. La protéine du lait (la caséine) est une substance inflammatoire, tout comme les acides gras oméga 6 qui, s'ils sont en excès dans notre alimentation, sont pro-inflammatoires. Comme pour tout aliment, il faut cependant distinguer la qualité du produit. Un lait industriel, chauffé à ultra haute température (UHT), provenant d'une vache nourrie aux farines animales, traitée aux antibiotiques, stressée pour donner 40 litres de lait par jour ne pourra forcément pas être comparé au lait entier provenant de la ferme voisine dont les vaches sortent paître dans les champs ! Préférez cependant les laits de chèvre ou de brebis moins riches en facteurs de croissance, en hormones et dont les matières grasses plus petites sont plus digestes. Mais ces laits contiennent également du lactose et de la caséine, alors même si leur quantité est moins importante que dans le lait de vache, leur consommation devra rester occasionnelle. Favorisez donc les laits végétaux (amande, riz, avoine,...) ;

- **éviter les céréales raffinées** (blanches) et préférer les céréales complètes qui contiennent encore leurs fibres, leurs vitamines (groupe B) et leurs minéraux. Les céréales blanches ont été dépourvues de l'enveloppe du grain qui contient tous ces éléments durant le processus industriel de raffinage. De plus, ces produits sont soumis à des traitements chimiques et/ou physiques souvent préjudiciables à la qualité de l'aliment. Même chose pour le sucre à choisir complet ;

- **préférer les céréales sans gluten** pour réduire l'inflammation et donc la porosité intestinale (riz, quinoa, sarrasin, sésame, châtaigne...) et éviter les céréales à gluten (blé, orge, avoine, seigle, épeautre, kamut). La problématique actuelle du gluten et de son rôle dans l'inflammation et la dégradation de la muqueuse intestinale tient au fait que le blé moderne a été génétiquement modifié et qu'on a fortement augmenté sa concentration en gluten pour les propriétés de liant de d'élasticité de celui-ci. Cette concentration accrue est difficilement supportée par nos intestins. Les variétés de blé ancien comme le petit épeautre conservent des proportions naturelles de gluten dans leurs grains et sont beaucoup mieux tolérées par notre système digestif ;

- **supprimer les huiles extraites à chaud et celles cuites au profit des huiles crues, vierges, première pression à froid et biologiques**. Ces dernières sont sources de bons acides gras dont notre corps a besoin pour fonctionner. Ils sont présents dans la membrane de toutes nos cellules, protègent notre système cardiovasculaire ainsi que notre cerveau. Ces bons gras se trouvent dans les graisses que l'on nomme « insaturées » : petits poissons gras (maquereaux, sardines, harengs…), oléagineux, avocat et la plupart des huiles végétales. Afin d'équilibrer les apports en acides gras insaturés, je vous conseille de consommer quotidiennement l'équivalent de 2 à 3 cuillérées à soupe d'un mélange d'huile biologique première pression à froid de colza (riches en acides gras polyinsaturés de type oméga 3 et 6) et d'olive (riche en acide gras mono-insaturé de type oméga 9) ;

- **éviter l'excès de viande** (surtout rouge) riches en graisses saturées et dont le métabolisme acidifie notre corps en créant de l'urée et de l'acide urique. Par ailleurs, une mauvaise digestion des viandes entraîne des putréfactions intestinales qui déséquilibrent notre flore (flore de putréfaction).

- **privilégier les protéines végétales** (légumes secs, céréales complètes, algues, champignons) **ainsi que les poissons, les œufs et les fruits de mer**. Le corps a besoin de protéines pour construire, réparer ses tissus ou encore synthétiser, par exemple, ses hormones et neurotransmetteurs. Pour fabriquer ses propres protéines, le corps utilise une vingtaine d'acides aminés qui sont les plus petites « briques » des protéines. Parmi eux, 8 acides aminés sont dits essentiels car ils ne sont pas fabriqués par le corps. Ils doivent être présents dans notre alimentation. Ils sont présents dans les protéines animales (viande, œufs, poisson…). Pour les obtenir à partir d'éléments végétaux, il faut associer les céréales complètes (qui manquent d'un acide aminé essentiel : la lysine) avec les légumineuses (qui manquent d'un autre acide aminé essentiel : la méthionine). Le corps ne peut utiliser ces « briques » d'acides aminés essentiels pour fabriquer ses propres protéines que s'il a les 8 briques en même temps. C'est pourquoi cette association de céréales et légumineuses sur la même journée est importante. Concrètement, il s'agit de la semoule de blé avec les pois chiches au Moyen-Orient ou encore du riz avec le dhal de lentilles en Inde. Les poissons, les crustacés et les fruits de mer sont plus digestes que la viande, plus riches en bons acides gras oméga 3, moins gras et moins acidifiants que celle-ci ;

- **privilégier les aliments crus et les cuissons douces, à basse température** (cuisson à l'étouffée ou à la vapeur) car les cuissons à températures élevées dénaturent les nutriments et produisent des molécules toxiques.

Ces règles essentielles pour la santé de nos intestins, de notre foie, et pour notre santé globale, concernent avant tout la qualité nutritionnelle des aliments. Si ce critère est indispensable, il n'est pas suffisant pour éviter l'encrassement de notre terrain.

Les aliments doivent s'associer entre eux en fonction de notre physiologie digestive. On peut ne choisir que des aliments sains, biologiques, de très bonne qualité, mais si nous ne savons pas les associer entre eux nous créerons des digestions longues, difficiles et génératrices de toxines.

Les associations alimentaires

Les associations alimentaires sont essentielles pour obtenir une digestion correcte et éviter ainsi les fermentations et putréfactions, productrices de toxines.

Notre éducation nutritionnelle nous a toujours répété, à tort, qu'il fallait manger «un peu de tout à chaque repas». Ce message est encore véhiculé dans la politique nutritionnelle française via le Programme National Nutrition Santé (PNNS). C'est pourtant une erreur en termes de physiologie digestive. Hippocrate, père de la médecine, reconnaissait déjà il y a plus de 2 500 ans que, malheureusement, «on mélange dans son assiette ce qui ne s'associe pas dans le corps». S'ensuivent des digestions lentes, incomplètes, un encrassement du terrain et une surcharge de travail hépatique au niveau de l'épuration de notre sang.

Dans les règles pour bien associer les aliments entre eux, voici quelques clés à suivre :

- **introduire autant que possible chaque repas par des crudités ou du jus de légumes** (pour les intestins fragilisés que la cellulose irriterait davantage). Le cru permet de conserver la totalité des vitamines, minéraux et antioxydants pour rebooster et alcaliniser notre organisme. De plus, les légumes crus sont riches en enzymes digestives qui favorisent la digestion. À noter : à partir de 45 °C de cuisson, on perd les enzymes puis les vitamines et les minéraux ;

- **les protéines qui se digèrent dans le milieu extrêmement acide de l'estomac (pH 2-3 ;acide chlorhydrique) ne font pas bon ménage avec les féculents** qui se digèrent dans le milieu alcalin de la bouche et surtout de l'intestin. Pour permettre leur digestion conjointe il y a certaines règles d'association à respecter :
  – **règle de proportion :** lorsque nous consommons une protéine animale durant un repas (viande, poisson, œuf, crustacés, fruits de mer,...), il faut l'accompagner d'une majorité de légumes cuits et d'une minorité de féculents (céréales, pommes de terre, légumes secs) ;
  – **règle de concentration :** cela signifie qu'on associe plutôt une protéine forte (œuf, poisson, crustacés, viande, fromage cuit ou sec) à un amidon faible (pomme de terre vapeur, patate douce, banane plantain, galette de riz, Pain des fleurs®,...). De la même façon, si on choisit un amidon fort (céréales telles que riz, blé, sarrasin, quinoa,

FOCUS : les aliments spécifiques du foie et de la vésicule biliaire

Pour accompagner le travail de notre foie, favoriser l'épuration du sang et la production de bile, nous pouvons augmenter la consommation de fruits et légumes frais, crus et issus de l'agriculture biologique dans notre alimentation quotidienne. On pourra aussi choisir un de ces fruits ou légumes pour faire une monodiète de quelques jours au changement de saison, ou pour remplacer le repas du soir un jour par semaine. Tout est modulable en fonction de votre vitalité !

- Les fruits : ce sont majoritairement les fruits acides qui vont être bénéfiques pour la santé hépato-biliaire puisqu'ils vont stimuler la vidange de la vésicule. Cassis, myrtilles, fraises, groseilles, cerises, ananas, pamplemousse, citron sont quelques-uns des fruits que vous pouvez intégrer dans votre alimentation en fonction des saisons sous forme par exemple de cures.

- Les plantes potagères : elles peuvent être drainantes et nutritives simultanément. Certaines sont des draineurs hépatiques (le radis noir, l'artichaut, le fenouil, le cerfeuil), d'autres vont nettoyer la vésicule biliaire (carottes, betteraves crues, jus de pomme de terre crue, gousses d'ail crues, oignon et échalotes). La majorité de ces légumes peuvent être consommés crus nature ou encore en jus.

épeautre,...) on l'associera de préférence avec une protéine faible (type protéine végétale comme les légumes secs tels que soja, fèves, pois, haricots secs, lentilles, mais également fromage frais de chèvre ou de brebis, fromage blanc ou faisselle, champignons ou oléagineux). De cette manière, les digestions seront optimales ;

- **éviter de finir le repas par un dessert sucré ou un fruit frais** pour éviter la fermentation des sucres. Les fruits crus doivent toujours être consommés seuls, en dehors des repas, idéalement lors du petit déjeuner de fruits frais et secs, ou loin des repas durant la matinée ou au goûter.

Un repos bien mérité

L'objectif de ces techniques diététiques est la mise au repos du système digestif pour libérer de l'énergie pour l'élimination. Ce repos est obtenu grâce à une digestion rapide (voire inexistante selon les techniques) qui permet au foie de récupérer de l'énergie pour se nettoyer, éliminer et se régénérer. En effet, la digestion mobilise

60 % de notre énergie et la plupart des individus digèrent en continu du fait de repas trop riches et inadaptés. C'est autant d'énergie que notre corps ne peut pas employer pour autre chose ! Ces techniques naturopathiques permettent d'avoir des digestions très courtes, ainsi le corps récupère l'énergie habituellement mobilisée par la digestion pour se nettoyer.

La dissociation alimentaire et le jeûne

La dissociation alimentaire consiste à ne pas mélanger au sein d'un même repas les protéines, qui se digèrent dans le milieu acide de l'estomac, et les féculents (céréales, légumes secs, pommes de terre et patate douce) qui se digèrent dans le milieu alcalin de l'intestin.

Dans la mesure où il y a eu une protéine au déjeuner, nous évitons les protéines au dîner pour raccourcir la digestion qui libérera donc un temps important que le foie utilisera pour éliminer et se régénérer.

La mise au repos du fonctionnement digestif qui amène la détoxication de l'organisme peut également prendre la forme d'une monodiète. Celle-ci consiste à ne manger qu'un seul et même aliment pendant minimum 24 h. Cela peut être un jour par semaine, ou quelques jours à chaque changement de saison. Cet aliment est choisi en fonction de sa digestibilité et du terrain de l'individu. Cette technique est plus stricte et demande plus d'énergie vitale que le régime dissocié chez l'individu qui la met en pratique. En effet, elle met en circulation beaucoup de déchets que le corps doit être en mesure d'éliminer.

Le fait de ne consommer qu'un seul aliment raccourci énormément la digestion et permet une mise au repos de notre système digestif. Notre foie récupère cette énergie habituellement utilisée pour digérer afin d'éliminer et de se régénérer.

Une autre forme de mise au repos, totale cette fois-ci, de notre système digestif est le jeûne. Il n'est pas adapté à tous les individus. La vitalité doit être suffisante et les organes d'élimination doivent être capables d'évacuer la quantité de déchets mis en circulation lors de ce processus.

Sachez que ces procédés diététiques sont à mettre en place sur des périodes de temps délimitées. Ils doivent être adaptés à chaque terrain et intégrés dans une cure globale naturopathique de détoxination.

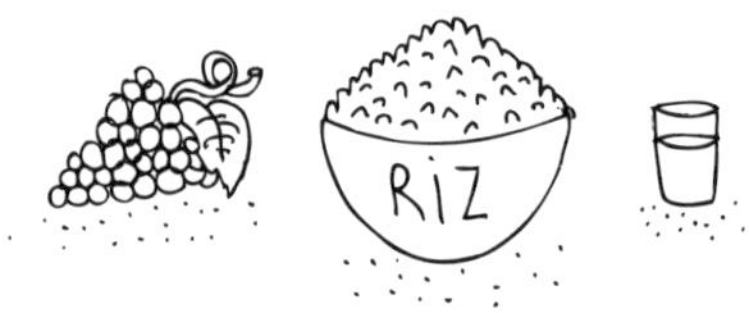

MENU TYPE POUR UNE DISSOCIATION ALIMENTAIRE

Petit déjeuner :

- prendre un grand verre d'eau de source à température ambiante au réveil ;
- thé vert/blanc/rouge ou infusion (voir plantes idéales pour le foie présentées dans le chapitre précédent) ou café de céréales torréfiées basse température (type Yannoh® disponible en boutiques bio) ;
- pain sans gluten type Pain des fleurs® disponible en boutiques bio, ou pain complet au levain naturel avec purée d'amandes ou purée de fruits ;
- ou flocons d'avoine avec du lait végétal ;
- ou pudding de graines de chia au lait végétal et arôme naturel de vanille.

Dans la matinée

- fruits frais, fruits secs, oléagineux ou compote sans sucre ajouté.

Déjeuner :

- crudités ou jus de légumes ;
- protéine (animale ou végétale) ;
- légumes cuits ;
- éventuellement, si vous avez faim et un besoin impératif de terminer sur une note sucrée : compote sans sucre ajouté ou fruit cuit. Dans l'idéal pas de dessert car la dissociation veut que nous n'ajoutions aucun sucre/féculent à ce déjeuner (pain, pâtes, riz,…).

Dîner :

- crudités ou jus de légumes ;
- féculents (céréales complètes ou pomme de terre/patate douce ou légumes secs) ;
- légumes cuits.

Note :

chaque proposition de repas ou d'en-cas est fonction bien évidemment de votre faim. Si vous n'avez pas faim ne prenez rien, si vos cellules ne vous demandent rien, vous ne digérerez rien.

Faites circuler votre sang !

L'exercice physique est indispensable au bon fonctionnement de notre foie. Il représente le meilleur moyen pour mobiliser nos liquides et ainsi favoriser l'élimination.

En effet, lors de l'effort physique notre cœur bat plus vite suite aux stimulations nerveuses et à la sécrétion d'adrénaline. Cette augmentation de la fréquence cardiaque augmente le débit sanguin (quantité de sang circulant par minute), ce qui permet un approvisionnement suffisant en oxygène et en nutriments aux muscles qui travaillent. Au repos, la quantité de sang que le cœur expulse à chaque contraction (débit cardiaque) est de 5 litres par minute. Lors d'un exercice physique, ce débit cardiaque passe à 20-25 litres par minute chez un sujet peu entraîné et peut aller jusqu'à 30 voire 40 litres par minute chez les grands sportifs. Le débit sanguin dans le muscle cardiaque est donc multiplié par 4 en moyenne, celui des muscles des bras et des jambes par 32 pour répondre à leurs besoins accrus en oxygène !

Cette hausse générale du débit sanguin amène une hausse du débit sanguin à travers le filtre hépatique, ce qui favorise l'irrigation du foie et le processus d'épuration du sang. La production de bile va également être stimulée.

Autre fait intéressant, l'exercice physique procure un effet positif sur le long terme. À force de s'entraîner, notre muscle cardiaque se développe, ses contractions sont plus puissantes. Cela permet de pomper davantage de sang que chez l'individu sédentaire. Le sang passe avec davantage d'intensité dans le filtre du foie, les déchets sont mieux éliminés.

LE SAVIEZ-VOUS ?

Durant l'effort, les artérioles et les capillaires qui irriguent les muscles se dilatent pour recevoir davantage de sang et donc de nutriments et d'oxygène. À l'inverse, ceux qui irriguent les organes des systèmes et des fonctions qui ne sont pas une priorité à ce moment-là se rétractent. C'est le cas du système digestif (estomac et intestins) qui reçoit donc moins de sang pendant l'effort. Avant l'activité physique, on évite donc les aliments qui nécessitent des longues digestions, celle-ci ne pouvant s'effectuer correctement. On privilégie les aliments qui nécessitent peu voire pas de digestion et qui apportent du glucose dont nos muscles auront besoin : les fruits frais et/ou secs.

L'exercice physique doit être au minimum de 30 min d'activité quotidienne à un rythme soutenu. Vous pouvez par exemple pratiquer le vélo d'endurance, la course à pied ou la marche rapide en fonction de vos aptitudes personnelles.

Gymnastique du foie

Tout type d'activité physique est bénéfique pour notre foie à partir du moment où elle génère une hausse de notre fréquence cardiaque. Un type d'exercice particulier permet quant à lui de masser véritablement notre foie et d'essorer notre «éponge hépatique», c'est la «gymnastique des organes» mise au point par le professeur Edmond Desbonnet (1868-1953), l'un des pères de la culture physique en France.

Le principe consiste à favoriser le drainage du foie et la vidange de la vésicule biliaire grâce à des mouvements effectuant des pressions sur ces organes. Rappelons-nous que le foie est situé dans la partie droite de notre abdomen, sous le diaphragme (le muscle de la respiration), et au-dessus des intestins. À l'inspiration, le diaphragme descend tandis que les poumons se gonflent, compressant ainsi légèrement le foie contre les intestins. En se tenant bien droit et en maintenant quelques instants les poumons emplis d'air, il suffit de faire des séries de flexion du buste sur le côté droit. Le poumon droit empli d'air va écraser le foie contre l'intestin et l'obliger à filtrer et expulser le sang qu'il contient. L'idée est de réaliser des séries de 20 à 50 mouvements chaque matin et/ou chaque soir.

Le diaphragme est un muscle essentiel qui, grâce aux techniques respiratoires, permet un automassage de tous nos organes digestifs.

D'autres exercices de torsion du buste couplés à des respirations auront ce même effet (voir illustration page suivante).

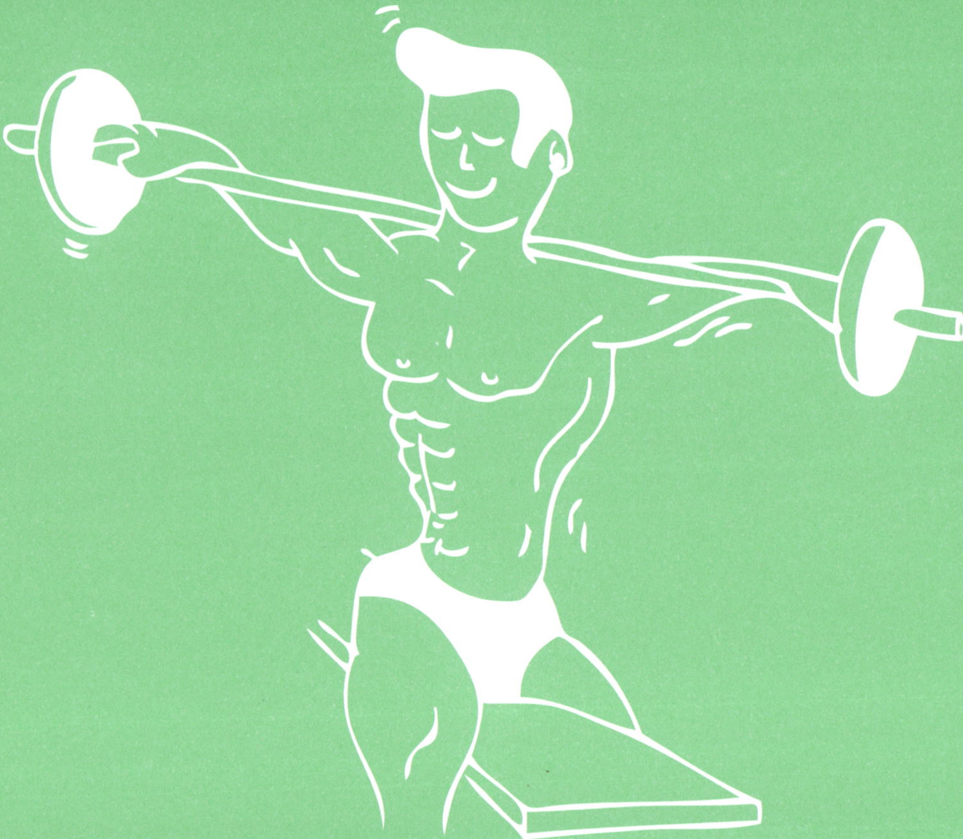

Effectuer des torsions du tronc de droite à gauche, le buste bien droit. Inspirer, flexion à droite ; expirer, flexion à gauche. La barre derrière les épaules est simplement là pour faciliter les mouvements de torsion. Ce mouvement peut s'effectuer accroupi, assis sur un siège très bas ou sur un banc afin de d'éviter de bouger le bassin.

Gymnastique du foie

Dessin réalisé à partir des illustrations de P.-V. Marchesseau dans son fascicule « Foie et vésicule biliaire »

STRESS ET ÉMOTIONS : DOMPTEZ-LES !

Le foie et nos émotions

Selon la médecine traditionnelle chinoise, chaque émotion est associée à un organe qu'elle affecte tout particulièrement. Ces perturbations s'effectuent dans les 2 sens. Ainsi, lorsque notre foie est déséquilibré, des perturbations émotionnelles peuvent apparaître. Inversement, des émotions non exprimées ou exacerbées peuvent perturber l'énergie et le fonctionnement de notre foie.

Selon cette médecine traditionnelle, le foie est associé à la colère et à la frustration. Il faut entendre la colère au sens large du terme qui englobe de nombreuses émotions telles que l'irritabilité, l'agressivité, l'impatience, la rancœur, l'énervement, l'amertume, la haine, le ressentiment, la rage… Cette colère va affecter notre foie qu'elle soit exprimée en excès ou qu'elle soit au contraire refoulée. Les non-dits sont source de déséquilibre du foie. Exprimée en excès la colère cause une montée du feu du foie avec des symptômes tels que maux de tête, rougeurs (visage, yeux, cou), sensation de chaleur dans la tête, vertiges et acouphènes. La colère refoulée génère quant à elle une stagnation ou un vide de l'énergie du foie s'accompagnant plutôt de troubles digestifs (ballonnements, constipation, gaz…), de variations d'humeur, de fatigue voire de dépression.

D'après cette approche, il faut apprendre à exprimer ses ressentis, ses colères, ses frustrations. Il est également nécessaire de les canaliser pour les extérioriser de façon plus sereine. Vous pouvez être accompagné par un thérapeute (psychothérapeute…) dans cette démarche de meilleure connaissance de vous-même.

Tout comme la médecine traditionnelle chinoise, la naturopathie a une approche holistique. Elle considère l'individu comme un tout. Un désordre sur le plan émotionnel se répercutera sur les autres plans qui composent l'individu :

- **sur le plan physique** : c'est ce mécanisme qui est à l'œuvre dans les maladies psychosomatiques. Les expressions populaires sont là pour nous rappeler ce lien corps/esprit indiscutable : « avoir la peur au ventre », « se faire de la bile » ;

- **sur notre plan énergétique** : un stress psychologique déséquilibre la répartition de l'énergie de notre corps. Lorsque nous sommes stressés, que nous ruminons nos pensées, notre énergie est polarisée au niveau de notre mental au détriment de nos organes et fonctions physiologiques.
  L'énergie doit pouvoir circuler librement et être mise à disposition du complexe hépatho-bilio-intestinal

pour lui permettre d'accomplir ses fonctions.

En ce sens, la gestion des émotions est essentielle à la santé de notre foie et à notre santé globale. Elle le sera d'autant plus chez les profils rétractés qui ont déjà une petite insuffisance hépatique et qui sont par ailleurs particulièrement sensibles au stress.

Techniques de relaxation

La relaxation est une méthode particulièrement intéressante pour apprendre à gérer ses émotions.

Elle peut s'effectuer de différentes manières selon vos affinités et votre expérience :

- **en yoga,** vous pouvez appliquer par exemple la « posture du cadavre » ou Savasana. Vous vous allongez sur le dos, au sol, les bras et les jambes détendus. Les jambes sont légèrement écartées, les pieds tombent sur le côté. Le corps est immobile. Vous relâchez vos tensions musculaires. Concentrez alors votre attention sur chaque partie de votre corps. L'idée n'est pas de dormir mais d'être pleinement conscient du moment présent. Vous êtes en état de vigilance, dans un état de relaxation volontaire ;

- vous pouvez également tester **la technique de la contraction musculaire volontaire.** Le principe commence de la même façon que pour la posture précédente. Vous êtes allongé(e) au sol, immobile et détendu(e). Ensuite, vous contractez chacun de vos muscles quelques secondes. Cette contraction vous permet de sentir votre muscle pour pouvoir ensuite mieux le relâcher. Vous pouvez ainsi commencer par les pieds, les mollets, les cuisses et remonter ainsi jusqu'aux muscles du visage ;

- **la méditation par le souffle.** Celle-ci consiste à effectuer des respirations abdominales : j'inspire par le nez, mon ventre se gonfle légèrement, j'expire par la bouche, mon ventre se contracte. Les mouvements du ventre sont doux et naturels. Le thorax ne bouge presque pas. C'est la respiration de la relaxation. On parle de méditation soufflée lorsqu'on ajoute à cette respiration une attention particulière sur le souffle. On focalise notre attention sur l'air qui entre par notre nez et qui ressort par notre bouche, sur nos sensations. Il suffit de quelques minutes pour « ramener » l'énergie qui était concentrée dans notre cerveau au niveau de tout notre organisme ;

- **un bain chaud aux huiles essentielles relaxantes.** Versez une quinzaine de gouttes de lavande vraie dans une base pour le bain ou du gel douche et mélanger-la à l'eau de votre bain. Si vous le pouvez, prenez votre temps pour vous relaxer et respirer tranquillement une quinzaine de minutes ;

- **l'exercice physique** est également une technique de relaxation majeure. La tension psychologique se traduit généralement par une tension musculaire dans l'optique de préparer le corps à répondre au stress par la fuite ou le combat. Face à un stress chronique les muscles se contractent et on observe fréquemment des contractures des muscles du cou, du dos ou encore de la mâchoire. La détente musculaire qui peut être obtenue par l'activité physique (yoga, étirement, stretching...) permet à l'inverse d'induire une détente nerveuse. L'exercice physique favorise donc la décharge des tensions accumulées tant au niveau physique que psychique. Il améliore la circulation et la répartition de l'énergie ;

- **les massages relaxants** vont également dénouer les tensions musculaires et donc psychiques.

Au-delà de ces 3 piliers essentiels de notre hygiène de vie que sont l'alimentation, l'exercice physique et la gestion du mental, d'autres techniques naturopathiques permettent d'optimiser le fonctionnement de notre foie, en facilitant son drainage ou sa régénération.

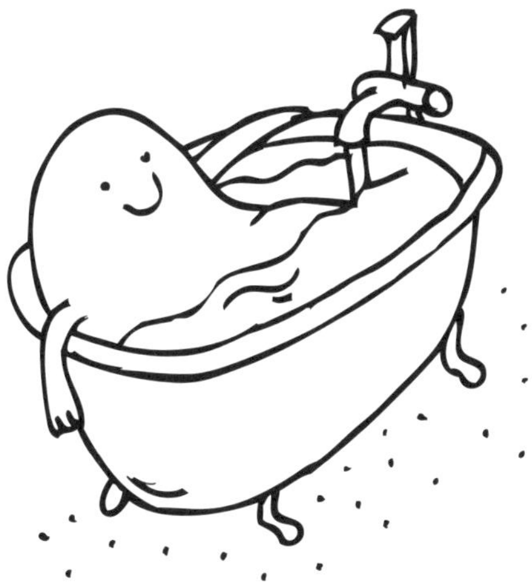

LES PLANTES HÉPATO-BILIAIRES : DE SUPER ALLIÉES !

Comment agissent les plantes sur notre organisme ? Elles stimulent nos fonctions d'élimination. Pour quelles raisons ? Parce que lorsque nous ingérons une plante, nous ingérons avec elle le « poison » que celle-ci contient et qu'elle a fabriqué pour se protéger des agressions extérieures. Notre corps cherche automatiquement à se débarrasser de ce poison, à l'éliminer hors de notre organisme. Notre réaction aux plantes et donc avant tout une réaction de notre organisme au stress généré par l'introduction d'un poison aussi naturel soit-il. Pour l'éliminer, notre corps stimule ses organes d'élimination et particulièrement le foie.

Lorsque nous utilisons les plantes, mais c'est valable pour toute autre technique, il convient toujours de se demander quel est l'objectif recherché. Dans le cas des plantes hépatiques, cherche-t-on à drainer le foie de ses déchets et à stimuler ses éliminations ou cherche-t-on à le régénérer ?

Un foie trop sollicité dans ses fonctions et épuisé énergétiquement devra avant tout être régénéré. Il n'aura pas l'énergie suffisante pour être drainé en première intention. Les plantes régénérantes seront utilisées dans le cadre d'une cure naturopathique de revitalisation.

À l'inverse, un foie tonique mais engorgé du fait d'une alimentation trop riche, par exemple, aura tout intérêt à être détoxiqué par des plantes drainantes. Celles-ci seront plutôt utilisées dans le cadre d'une cure de détoxination naturopathique.

Le choix de la cure sera établi par votre naturopathe en fonction de la nature de votre terrain et de votre vitalité.

Dans les plantes que nous utilisons pour le foie, il convient aussi de distinguer :

- **les plantes hépatiques,** aussi appelée plantes « cholérétiques », qui agissent surtout sur le foie en stimulant la production et donc le volume de bile par les cellules hépatiques. Ces plantes drainent le foie de ses déchets et donc nettoient notre organisme ;
- **les plantes biliaires,** également appelées plantes « cholagogues », qui agissent principalement sur la vésicule biliaire en stimulant sa contraction et l'évacuation de la bile dans le duodénum. Leur prise est conseillée après les repas pour faciliter la digestion grâce à l'afflux de bile. Ces plantes sont à éviter en cas d'obstruction des voies biliaires ou de lithiase avérée, le risque étant de chasser un calcul de la vésicule biliaire dans les voies biliaires, ce qui peut représenter une situation d'urgence médicale.

Il conviendra donc de déterminer si nous souhaitons stimuler la production de la bile (plantes hépatiques) ou son évacuation (plantes biliaires).

Plantes drainantes

Lourdeurs digestives, ballonnements, excès de table, premiers signaux d'engorgement hépatique ou encore maladie aiguë nous dirigeront vers ces plantes drainantes, sous réserve que notre vitalité et celle de notre foie soit suffisante.

Artichaut (*Cynara scolymus*)

C'est une plante phare du drainage hépato-biliaire.

L'artichaut peut être consommé dans notre alimentation, mais les feuilles que nous mangeons (celles de la fleur, les sépales) ne sont pas celles qui contiennent le plus de principes actifs. Ce sont principalement les feuilles qui poussent le long de la tige qui sont utilisées pour leur richesse en cynarine.

Cette substance accroît la production de bile (plante cholérétique) ce qui favorise la digestion, le transit et la régulation du cholestérol (intensifie l'élimination du cholestérol en sels biliaires), protège les cellules du foie et aide à l'élimination des substances toxiques.

Il peut se prendre sous forme sous forme de décoction et d'infusion de feuilles sèches ou en compléments (de teinture mère, de gélules d'extrait sec de feuilles, ampoules buvables...). Faites par exemple infuser 2 g de feuilles séchées dans une tasse d'eau bouillante pendant 15 min, à refaire 3 fois par jour pour les troubles digestifs.

Précautions d'emploi et contre-indications : dans les cas de calculs biliaires ou d'obstruction des voies biliaires principales. Ne pas utiliser durant l'allaitement. Utiliser avec précaution chez les personnes allergiques aux asteracées (marguerite, camomille...).

Pissenlit aussi appelé « dent-de-lion » (*Taraxacum officinalis*)

C'est une plante que l'on trouve très facilement dans les champs et dont on utilise les racines pour le foie et les feuilles pour les reins. Le pissenlit favorise la production et l'élimination biliaire. Elle pourra efficacement nettoyer et stimuler le foie (en cas d'engorgement) ainsi que la vésicule biliaire. Elle est utilisée en « apéritif » pour stimuler l'appétit, et améliorer la digestion. Elle contribue à la prévention des calculs biliaires.

Le pissenlit peut être consommé cru en salade pour les jeunes feuilles (action diurétique) ou en jus à l'extracteur de jus (mélange de feuilles et de racines pour une action rein et foie-vésicule), en décoction et infusion (3 à 5 g de racines séchées dans une tasse d'eau bouillante, laissez infuser

10 minutes, 3 fois par jour), ou en compléments (4 à 10 ml d'extrait liquide 3 fois par jour, teinture mère...).

Précautions d'emploi et contre-indications : dans les cas de calculs biliaires ou d'obstruction des voies biliaires principales. De la même famille que l'artichaut (asteracées) donc à utiliser avec précaution chez les personnes allergiques aux asteracées.

Radis noir (*Raphanus sativus*)

Le radis noir fut, selon les botanistes, la première espèce de radis cultivée par les humains. Elle permet l'élimination des toxiques du foie, c'est la plante détoxifiante par excellence. Souvent associé à l'artichaut dans les cures de drainage hépatique, le radis noir a une action très intéressante sur la bile dont il stimule la production et l'élimination. Ses composés soufrés fluidifient la bile et empêchent ainsi la formation de calculs dans la vésicule biliaire.

Le radis noir s'utilise dans l'alimentation (cru ou en jus) et sous forme de compléments alimentaires (d'ampoules buvables, gélules d'extraits secs...).

Précautions d'emploi : à éviter en cas de calculs biliaires.

Plantes régénérantes et protectrices

Ces plantes protègent et aident la régénération des cellules hépatiques. Elles sont donc très utiles dans les cas d'atteinte et de lésions hépatiques (cirrhose, hépatite...), de fatigue du foie par agression chronique de substances chimiques (chimiothérapie, traitement antiépileptique, alcool...).

Chrysanthellum americanum (*Chrysanthellum indicum*)

C'est la plante entière qui est utilisée pour ses substances actives : les flavonoides et les saponocides. Le chrysanthellum est un puissant protecteur hépatique utilisé dans les cas d'hépatites toxiques, médicamenteuses ou encore d'alcoolisme. Cette plante préserve le foie en cas d'intoxication, d'excès de table et favorise la digestion. Des études ont ainsi montré qu'elle accélérait l'élimination de l'alcool dans le sang. Sa propriété antilithiasique lui permet également de prévenir la formation de calculs dans la vésicule biliaire. Le chrysantellum est souvent utilisé en prévention pour réguler les fonctions métaboliques (triglycérides, cholestérol...).

On le trouve principalement sous forme de compléments : teinture mère, extrait de plante liquide ou sec (gélules à prendre par exemple après un repas trop arrosé). Peut aussi se boire en tisane : 1 cuillérée à soupe de feuilles et fleurs sèches dans une tasse d'eau bouillante, 2 à 3 fois par jour.

Précautions d'emploi : de la même famille que l'artichaut et le pissenlit donc à utiliser avec précaution chez les per-

sonnes allergiques aux asteracées. Elle est contre-indiquée chez les enfants de moins de 6 ans et les femmes enceintes ou allaitantes.

Chardon marie (*Sylibum marianum*)

Tout comme le chrysanthellum, le chardon marie protège les cellules du foie contre de nombreuses substances toxiques telles que l'alcool ou les médicaments, on dit qu'elle est hépatoprotectrice. Ce sont les fruits séchés du chardon marie qui sont utilisés pour leur principe actif, la sylimarine.

L'Organisation mondiale de la santé (OMS) reconnaît l'usage de cette substance active pour traiter les intoxications hépatiques, ainsi que son efficacité contre les maladies du foie comme la cirrhose ou l'hépatite, en complément du traitement médical classique. En plus de protéger les cellules du foie, elle accélère également la réparation des cellules hépatiques endommagées. Le chardon marie est également drainante et reconnue pour augmenter la solubilité de la bile et ainsi empêcher la formation de calculs biliaires.

Les différentes formes d'utilisation de la plante peuvent être la teinture mère (30 gouttes 3 fois/jour dans de l'eau), la décoction (3,5 g de graines à faire bouillir dans 15 cl d'eau pendant 30 min et à boire avant les repas) ou encore les extraits normalisés (70 à 80 % de sylimarine).

Contre-indication pour les femmes enceintes et allaitantes.

Desmodium adscendens

C'est LA plante de référence pour régénérer le foie et soutenir son action. Seule la partie aérienne du 'Desmodium adscendens' contient les principes actifs de la plante.

Cette plante africaine a été découverte par le Dr Pierre Tubéry et son épouse en 1959, au cours de leurs recherches sur les plantes utilisées par les tradipraticiens du Cameroun. Ces derniers utilisaient le desmodium avec succès pour de nombreuses affections du foie et notamment les hépatites. Ils avaient remarqué que la majorité des personnes souffrant d'hépatite virale aiguë guérissaient à l'aide du desmodium. Depuis, de nombreuses études ont été menées et ont apporté les preuves de l'efficacité de cette plante pour réparer les foies abîmés, gras ou intoxiqués.

Le desmodium protège les cellules du foie des dommages induits par les substances hépatotoxiques (alcool, chimiothérapie, médicaments...) et régénère les cellules hépatiques (utilisée dans les cas d'hépatite virale aiguë et chronique, d'hépatite toxique ou médicamenteuse). Le desmodium est indiqué dans le cas d'une augmentation des transaminases.

À utiliser avec précaution durant la grossesse et l'allaitement.

Savoir choisir et utiliser le desmodium

Le desmodium a tellement fait parler de lui qu'on peut le trouver très facilement. Vérifiez cependant qu'il s'agit bien de la variété de desmodium appelée 'Desmodium ascendens' car il en existe 34 variétés distinctes qui ne possèdent bien sûr pas du tout les mêmes propriétés !

La solution la plus fiable est d'acheter cette plante sous forme de feuilles sèches dans une herboristerie reconnue (la qualité des feuilles est essentielle). Ensuite vous pourrez la consommer en décoction, il vous suffit de faire bouillir 6 à 10 g de plante sèche dans 1 litre d'eau bouillante durant 15 min, de filtrer puis de boire ce breuvage tout au long de la journée.

On peut également trouver du desmodium sous forme de gélules. Là aussi attention à la variété, la provenance, au procédé d'extraction et de mise en gélule. Lorsque la plante est vendue sous forme de poudre, il faut pouvoir s'assurer qu'elle est bien réalisée à partir des feuilles et non de la racine (moins efficace car moins riche en principes actifs). Préférez si possible le desmodium biologique. La recommandation moyenne est de 500 mg/jour sur 3 semaines pour une cure d'entretien, et sur une durée plus longue à personnaliser selon le terrain de l'individu.

De manière générale, l'usage de plantes dans un objectif thérapeutique doit être définie avec votre médecin, phytothérapeute ou naturopathe afin de choisir la plante la plus adaptée à votre terrain et votre problématique, de définir son dosage ainsi que sa durée d'utilisation.

D'autres techniques naturopathiques peuvent se révéler également très efficaces pour stimuler, drainer, protéger ou régénérer notre foie.

Autres techniques naturopathiques

La chaleur

Notre foie aime la chaleur. À la différence des autres organes de notre corps, le foie fonctionne de façon optimale entre 39 et 41 °C. Pour l'aider dans ses fonctions, il existe donc une technique très simple, peu coûteuse et pourtant très efficace : la bouillotte ! Il vous suffit de l'appliquer durant 20 minutes sur la droite de votre abdomen, au niveau de votre foie. Idéalement ce geste peut être fait après chaque repas. Cela facilitera le travail du foie aussi bien dans ses fonctions de digestion que d'élimination et soulagera de manière efficace l'engorgement hépatique.

L'application d'une source de chaleur génère un afflux sanguin au niveau du foie par une vasodilatation des capillaires hépatiques. La circulation de notre sang à travers le foie est donc accélérée de même que la production de bile. La fonction d'épuration du sang est facilitée. On comprend dès lors que l'effet inverse est obtenu lorsque le foie est soumis au froid, en hiver par exemple. De ce fait le fonctionnement hépatique est ralenti, la production de bile également, l'organisme s'encrasse, provoquant, si la vitalité est suffisante, les maladies d'élimination que nous connaissons (rhume, sinusite, bronchite, toux grasse...). Si le foie est congestionné, notre corps cherchera en effet d'autres «portes de sortie» (ou voies d'élimination) pour évacuer les déchets normalement évacués par le foie (les colles). C'est ainsi que le système respiratoire (et ORL) peut prendre le relais avec l'apparition de rhumes, rhinites, bronchites ou encore otites. De plus, un terrain encrassé est un terrain propice aux microbes, qui trouvent dans nos déchets la matière nécessaire pour se nourrir et se développer. Cette conception explique qu'en fonction du terrain, de l'encrassement de l'organisme, certaines personnes «attrapent» un virus et d'autres non, pourtant exposées de la même manière (cas classique chez les enfants d'une même classe).

D'autres sources de chaleur peuvent aider le foie sur ce même principe : des cataplasmes chauds d'argile ou l'application d'une serviette chaude.

Les purges et lavements

Comme nous l'avons compris, le lien entre notre santé intestinale et notre santé hépato-biliaire est évident. (voir schéma p. 67). L'intoxication du foie découle souvent d'une fragilité de la muqueuse intestinale. Des résidus stagnent dans les intestins et s'ils ne sont pas évacués correctement (constipation), ils seront réabsorbés par la veine porte, amenés au foie, filtrés et à nouveau évacués dans les intestins par la bile. C'est un cercle vicieux qui épuise le foie et les intestins.

Si l'alimentation et l'entretien de la flore intestinale sont fondamentales comme nous l'avons vu, il peut être intéressant d'effectuer en complément des purges ou des lavements de l'intestin. Cela permet d'évacuer les matières fécales stagnantes qui sont des foyers de toxiques et de toxines.

Le lavement s'effectue avec un boc à lavement que vous pouvez acheter en pharmacie. Une petite quantité de 25 à 50 cl tout au plus d'eau de source tiède suffit à vider l'ampoule rectale.

Une purge peut être effectuée afin de nettoyer l'intestin sur toute sa longueur. Prenez un sachet de chlorure de magnésium de 20 g et diluez-le dans 1/2 litre d'eau à boire assez rapidement en fin de journée pour vous purger durant la soirée ou la nuit.

Ces techniques sont à adapter à votre terrain et à vous faire conseiller par votre naturopathe car elles ne sont pas forcément idéales pour tous (par exemple, dans le cas de diverticulites). Il faut savoir respecter les individualités.

CONCLUSION

J'espère avec cet ouvrage avoir contribué à vous donner des clés pour apprendre à chouchouter cet organe merveilleux et essentiel qu'est notre foie. Apprendre à repérer et éviter les ennemis qui l'affaiblissent, adapter son alimentation pour éviter de le sursolliciter et de l'engorger, stimuler ses capacités d'élimination ou encore lui donner un coup de pouce en le drainant ou en le régénérant. De cette façon, notre foie disposera de toutes ses capacités, afin de mettre en œuvre pour nous ses centaines de fonctions vitales, notamment sa fonction clé d'élimination des substances indésirables de notre organisme.

Lorsque vous faites du bien à votre foie en adoptant une alimentation hypotoxique, en pratiquant de l'exercice physique ou encore en gérant vos émotions, vous faites en réalité du bien à tout votre corps et vous vous inscrivez dans une vraie démarche de prévention santé ! Les organes ne sont pas décorrélés les uns des autres, nous sommes un tout et nos comportements quotidiens impactent tous nos organes, tous nos systèmes, tout notre être sur les différents plans qui le composent. Le plan physique, mais également les plans énergétique, émotionnel, mental ou encore social.

Savoir se nourrir, savoir éliminer, savoir se reposer ou encore savoir gérer son stress et ses émotions sont des piliers essentiels à notre santé globale.

C'est savoir adopter une hygiène de vie qui respecte les lois biologiques qui nous régissent.

C'est permettre à notre corps de retrouver toute sa vitalité et tout son potentiel pour fonctionner de manière optimale et nous maintenir en bonne santé.

C'est être acteur de notre propre santé et mettre en place les moyens naturels de la conserver et de l'optimiser.

REMERCIEMENTS

À toi, mon chat, en filigrane derrière chacun de mes projets. Merci pour tout ce que tu es pour moi.

À maman, papa, Isa, Leelou et toute ma famille. Merci d'être toujours là pour moi et de me soutenir. Je vous aime fort !

À mes sœurs de cœur, mes chères Pa's, et à tous mes amis à qui ces petits conseils pour prendre soin de votre foie ne feront pas de mal ☺ Je veux vous avoir près de moi le plus longtemps possible !

À mes collègues naturopathes certifiés de la Fena (anciennement Fenahman) qui font comme moi tout leur possible pour diffuser cette médecine préventive et holistique et donner à chacun les clés individuelles de sa santé. Merci bien sûr également à mon école ISUPNAT, son directeur, Frédéric Boukobza, ainsi que tous les enseignants qui y diffusent les enseignements d'Alain Rousseaux.

À Bastien, Olivier, Guillaume et les Paniers de Léa, merci pour votre confiance, l'écriture de ce livre a eu lieu en même temps que le démarrage de notre collaboration à qui je souhaite une longue vie !

Merci enfin à mon éditrice Dominique qui m'a toujours supportée dans l'écriture de ce livre sans me mettre de pression malgré les délais serrés. Merci pour ta patience, ton optimisme et ta compétence.

BIBLIOGRAPHIE

Ouvrages

Christian Brun, *Nettoyer et drainer son foie naturellement*, Éditions Guy Trédaniel, 2012.

Sandra Cabot et Marie-France Muller, *Régénérez votre foie !*, Éditions Jouvence, 2010.

Pierre-Valentin Marchesseau, fascicule n° 32, « Foie et vésicule biliaire ».

Andreas Moritz, *L'incroyable nettoyage du foie et de la vésicule biliaire*, Éditions Nature & Partage, 2016.

Christopher Vasey, Manuel de détoxication, Éditions Jouvence, 2014.

Articles

Lettres du professeur Henri Joyeux sur le site https://professeur-joyeux.com :

- « Ce que le foie veut vous dire, première partie », novembre 2014.
- « Votre foie vous parle encore », janvier 2015.
- « Votre vésicule biliaire vous parle », décembre 2014.
- « Votre foie vous parle quand il est malade (1) », mars 2015.
- « Votre foie vous parle quand il est malade (2) », avril 2015.
- « Votre foie vous parle quand il est malade (3) », mai 2015.
- « Avez-vous la plus courante des maladies génétiques : l'hémochromatose ? », mai 2014.

Article de Dominique Vialard sur www.alternativesante.fr, « Le foie : notre centre anti-poison », mai 2015.

Sites internet

www.consoglobe.com
www.inrs.fr
www.sciencesetavenir.fr
www.toutpratique.com
www.mr-plantes.com

Et tout ce que j'ai pu acquérir lors des enseignements d'Alain Rousseaux et de l'Institut Supérieur de Naturopathie de Paris (ISUPNAT, anciennement institut Alain Rousseaux) où j'ai eu la chance d'être formée en tant que naturopathe-éducateur de santé de 2010 à 2013.

INDEX

CRÉDITS PHOTOGRAPHIQUES

Toutes les illustrations de cet ouvrage sont de Lénaïc Bourdelaud.

Direction éditoriale : Élisabeth Pegeon
Conception et suivi éditorial : Dominique Pérot-Poussielgue
Corrections : Mélanie Le Neillon
Conception graphique : Mathieu Tougne
Adaptation maquette et mise en pages : Véronique Sommeilly
Direction de fabrication : Thierry Dubus
Suivi de fabrication : Marie Guibert-Tribout

Achevé d'imprimer, en Espagne, en février 2017, par Graphycems.